Ellen Heidböhmer · Gesund mit Hanf

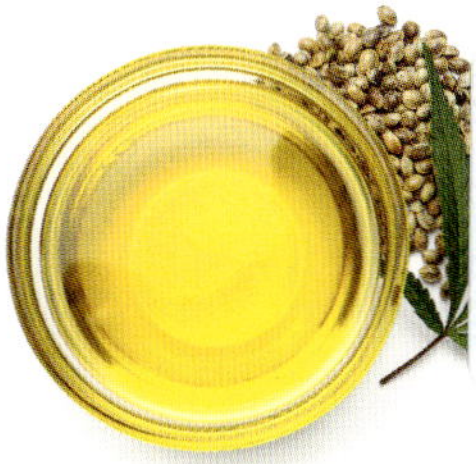

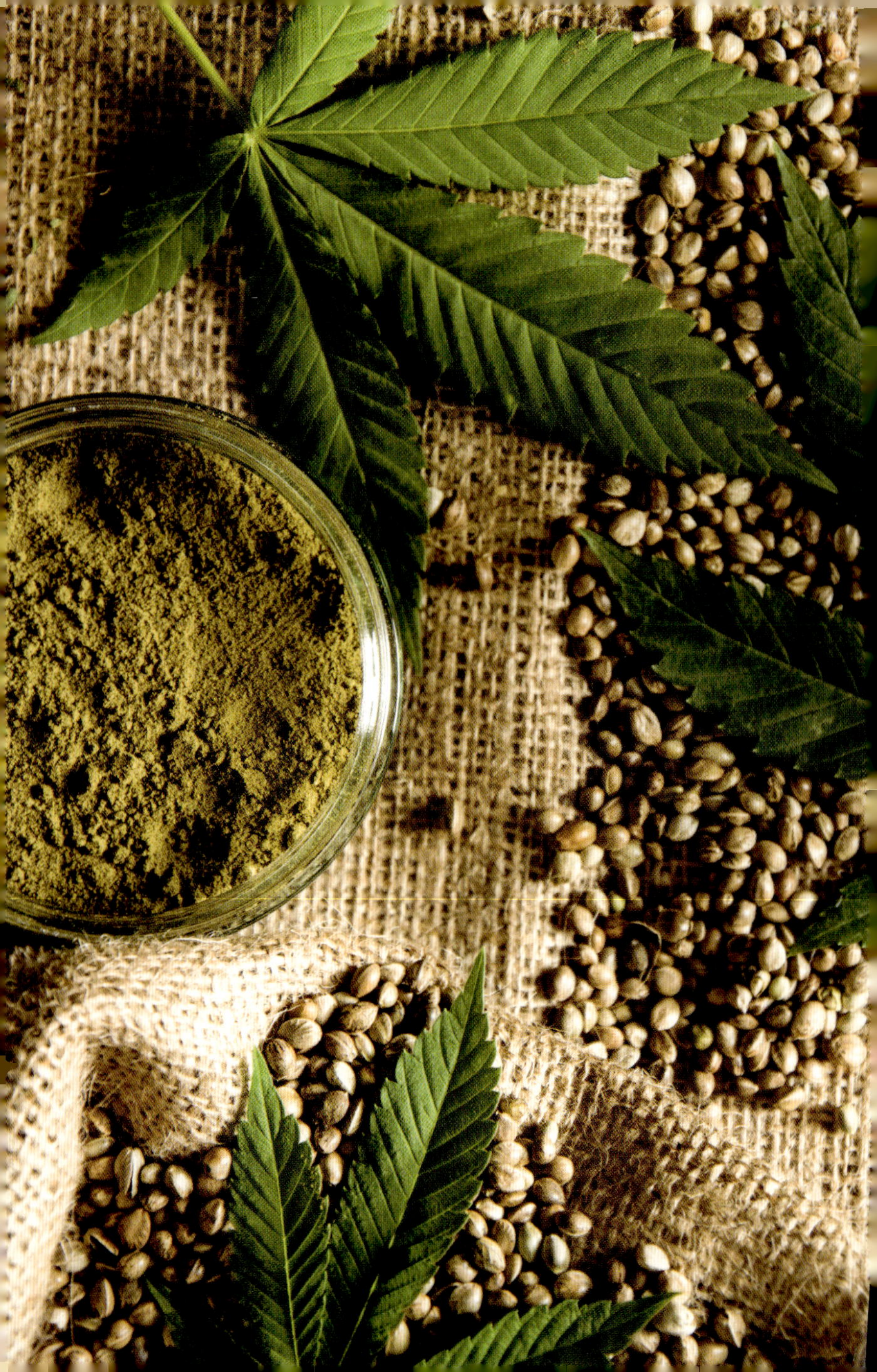

Ellen Heidböhmer

Gesund mit Hanf

Die Heilkräfte von CBD effektiv nutzen

herbig

Bildnachweis
Mit 21 Fotos und 1 Grafik von Shutterstock.

Impressum
Umschlaggestaltung von STUDIO LZ, Stuttgart, unter Verwendung von 3 Fotos von Shutterstock.

ISBN 978-3-96859-036-3
Projektleitung und Bildredaktion: Nicole Janke
Redaktion: Michaela Zelfel, Tegernsee
Gestaltungskonzept, Gestaltung und Satz: DOPPELPUNKT, Stuttgart
Produktion: Hanna Schindehütte
Druck und Bindung: Printer Trento
Printed in Italy/ Imprimé en Italie

Inhalt

Vorwort

Hanf: Für die Freiheit, für das Leben,
kranken Menschen Hilfe geben.

(Verfasser unbekannt)

Liebe Leserin, lieber Leser,

wussten Sie, dass die Hanfpflanze ein wahrer Allrounder unter den Nutzpflanzen ist? Hanfsamen, Hanfsamenöl, CBD-Öl und Hanfproteinpulver sind wahre Powerpakete in Sachen Nährstoffe und Proteine. Damit gehört Hanf zu den Lebensmitteln, die sich durch eine ungewöhnlich hohe Nährstoffdichte auszeichnen. Die Nähr- und Vitalstoffe liegen in so ausgewogener Form vor, dass man den Hanf auch Superfood nennt.

Hanfprodukte wirken dank ihrer wertvollen Inhaltsstoffe positiv auf Körper und Geist. Hanfsamen etwa liefern sogar doppelt so viel Eiweiß für Body, Beauty und Brain wie ihre Superfood-Konkurrenten Lein- und Chiasamen! Wie wertvoll und gesundheitsfördernd sie tatsächlich sind, hat die Wissenschaft erst in den letzten ca. zehn Jahren untersucht.

In der Küche eingesetzt, versorgt uns Hanf mit Vitaminen und Spurenelementen, liefert alle essenziellen und nicht essenziellen Aminosäuren, ungesättigte Omega-3- und Omega-6-Fettsäuren und ist darüber hinaus cholesterinfrei. Kein Wunder also, dass Hanfsamen und Hanfsamenöl schon seit Jahrtausenden für die Ernährung verwendet wurden. Noch bis 1939 war Hanfsamenöl als Pflanzenöl bekannt und beliebt, geriet dann aber in Vergessenheit, als man den Hanfanbau stark reduzierte.

Der Behandlung unterschiedlichster Beschwerden kann das CBD-Öl dienen. Es hilft bei Schmerzen, Verspannungen, Entzündungen, Stress, Schlafstörungen, Rheuma, Allergien, Diabetes, Bluthochdruck und vielem mehr. Außerdem wirkt es stimulierend auf das Immunsystem, harmonisierend auf den Darm und vermag sogar neurologische Erkrankungen positiv zu beeinflussen.

Dieser Ratgeber stellt die unterstützenden und heilenden Wirkungen von Hanf und insbesondere von CBD-Öl in den Mittelpunkt. Sie bekommen von mir viele praktische Tipps für die Anwendung, und ich stelle Ihnen erprobte Heilrezepte vor. Aber auch in puncto Kulinarik ist Hanf eine echte (Wieder)ent-

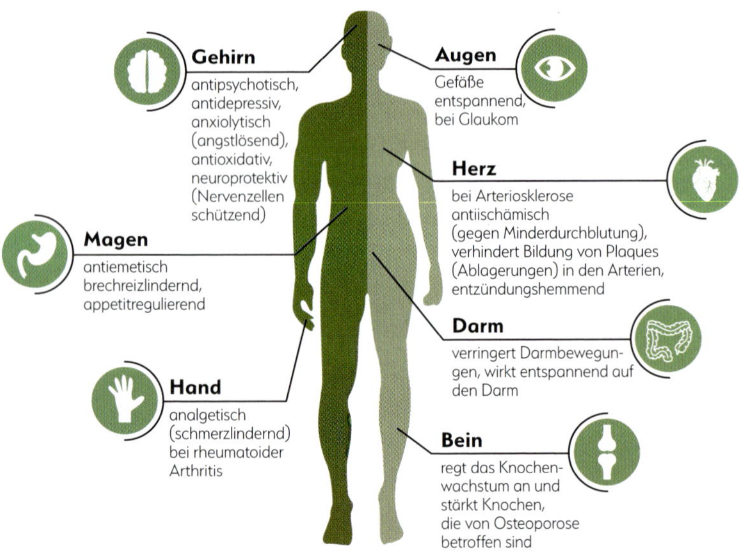

^ Die zahlreichen positiven Wirkungen von CBD auf die Gesundheit

deckung. Am Ende des Buches finden Sie daher einen umfangreichen Rezeptteil und erfahren einiges Wissenswertes zum Kochen und Backen mit Hanfprodukten. Doch keine Sorge: Alle vorgestellten Rezepte sind auch für Ungeübte leicht und schnell zuzubereiten.

Nun wünsche ich Ihnen viel Freude beim Nachschlagen, Lesen, Kochen und Backen. Und natürlich viel Gesundheit und Wohlbefinden mit dem heilenden Hanf.

Gut informiert – kleines Abc der wichtigsten Begriffe

Die Hanfpflanze polarisiert: Die einen verteufeln sie wegen ihrer psychoaktiven Wirkung, die anderen schwören auf Hanfprodukte für die Gesundheit. Vorurteile und Missverständnisse sind an der Tagesordnung. Damit Sie gut informiert und sachlich mitdiskutieren können, erkläre ich Ihnen hier, bevor wir tiefer in die Thematik einsteigen, die wichtigsten Begriffe – kurz und für Laien verständlich.

Agrarhanf

Agrarhanf nennt man den Hanf, den Landwirte anbauen.

Bauernhanf

Bauernhanf ist ein anderes Wort für Futterhanf (siehe dort).

Cannabinoide

Cannabinoide sind die bedeutendsten Inhaltsstoffe der Hanfpflanze. Im Kapitel »Die Inhaltsstoffe von Cannabis sativa und ihre Wirkung« sind sie genau beschrieben.

CBD

CBD ist die Abkürzung für Cannabidiol, der wichtigste Inhaltsstoff des Faserhanfs und im Gegensatz zu THC (siehe dort) nicht psychoaktiv. CBD wirkt dem berauschenden Effekt von THC entgegen.

CBD-Öl

CBD-Öl wird durch Extrahierung aus den CBD-reichen Teilen der weiblichen Hanfpflanze gewonnen. Daher nennt man es auch CBD-Extrakt oder Hanfextrakt.

Endocannabinoid-System (ECS)

Das Endocannabinoid-System ist ein wichtiger Teil des Nervensystems, der dafür sorgt, dass alle Systeme im Körper harmonisch arbeiten. Über das ECS entfaltet CBD seine Wirkung.

Faserhanf

Faserhanf wird speziell zur Gewinnung von Fasern angebaut. Diese Fasern lassen sich erstaunlich vielseitig einsetzen: für die Produktion sehr feiner Tuchwaren, für Werk- und Kunststoffe (z.B. in der Autoindustrie), in der Papierindustrie und in der Landwirtschaft. Für die Herstellung hochwertiger Textilien beispielsweise wird der Faserhanf von Hand geerntet und auch von Hand für die Weiterverwendung aufbereitet. Faserhanf enthält sehr wenig THC. In Deutschland darf er angebaut werden, um Fasern für die Industrie und Hanfsamen für die Ernährung zu gewinnen.

Futterhanf

Futterhanf nennt man traditionell den in Mitteleuropa angebauten Agrar- oder Industriehanf.

Hanf

Als Hanf wird die einjährige grüne Pflanze bezeichnet. Die weibliche Pflanze enthält mehr Fasern und mehr THC als die männliche. Aus Sorten, die sehr viel THC enthalten, werden Haschisch und Marihuana gewonnen. Haschisch ist das Harz der Pflanze, Marihuana das Kraut.

Hanfsamen

Als Hanfsamen bezeichnet man die Samen in den Blüten der Hanfpflanze. Sie gehören zur Gattung der Nüsse und schmecken mild und nussig. Reife Samen sind dunkel und fest. Hanfsamen enthalten natürlicherweise kein THC (siehe dort), bieten aber reichlich gesunde Inhaltsstoffe.

Hanfsamenöl

Hanfsamenöl wird durch Kaltpressung der Hanfsamen gewonnen. Um eine Verwechslung mit CBD-Öl zu verhindern, nennt man es nicht Hanföl, sondern Hanfsamenöl. Es enthält eine Vielzahl an Nährstoffen, aber weder CBD noch THC, wirkt also nicht psychoaktiv.

Indischer Hanf

Indischer Hanf stammt ursprünglich aus den Steppen und Bergländern Zentralasiens. Verwendet wird er für die Produktion von Fasern und Öl.

Industriehanf

Industriehanf ist der Oberbegriff für alle Hanfsorten, die für die kommerzielle Nutzung angebaut werden.

Nutzhanf

Nutzhanf ist ein anderes Wort für Industriehanf (siehe dort).

Psychoaktive (psychotrope) Substanzen

So nennt man Stoffe, die von außen zugeführt werden und die Psyche und das Bewusstsein eines Menschen verändern. Sie können erregend oder auch hemmend auf das Nervensystem wirken und zu Persönlichkeitsveränderungen führen. Das Denken, Fühlen, Handeln und die Wahrnehmung werden beeinflusst. Bei hoher Dosierung können psychoaktive Substanzen lebensgefährlich sein.

THC

THC ist die Abkürzung für Tetrahydrocannabinol. Es handelt sich um eine psychoaktive Substanz (siehe dort). THC ist hauptverantwortlich für den Rausch, der beim Konsum von Haschisch oder Marihuana entsteht.

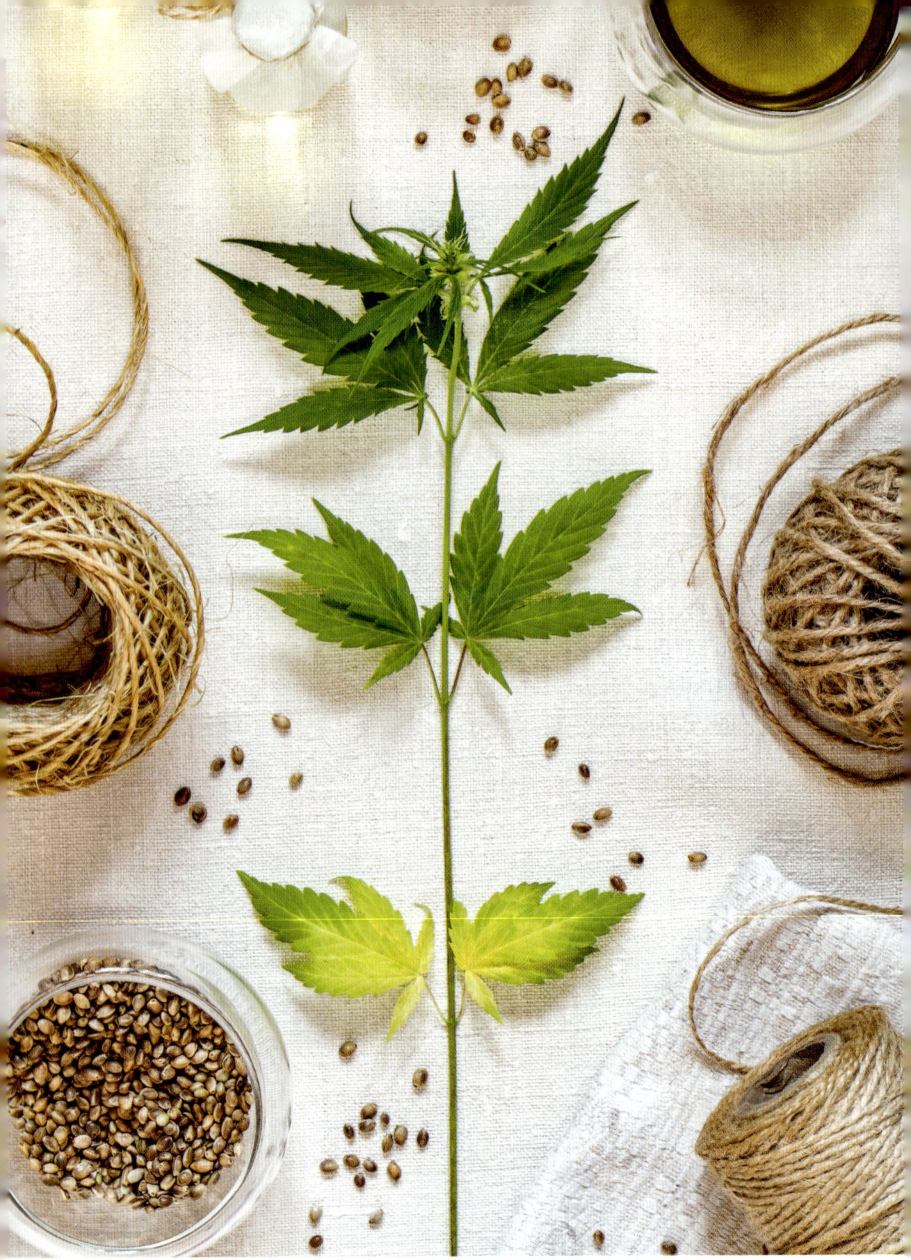

^ Hanf eignet sich ausgezeichnet für die Herstellung von Schnüren.

Multitalent Hanf – Jahrtausende alt, vielseitig genutzt

Die Hanfpflanze ist nicht nur eine der ältesten, sondern zudem eine der vielfältigsten Kulturpflanzen. Sowohl im Alltagsleben der Menschen als auch in rituellen und religiösen Zeremonien hatte sie einen festen Platz. All ihre Teile sind nutzbar: die Blüten als Räucherwerk, die Samen für medizinische Präparate, die Fasern und Schäben für die Gewinnung von Zellulose. Hanffasern werden traditionell verwendet für die Herstellung von Textilien, Segeltuch, Papier, Werkstoffen, Kunststoffen und vielem mehr.

Hanf ist die Naturfaser mit der geringsten Elastizität. Daher eignet sich die Hanffaser besonders gut als Material für Schnüre, Seile und Taue.

Ausflug in die Geschichte des Hanfs

Der Ursprung des Hanfs wird in Zentralasien vermutet. Von dort eroberte er die Welt, denn früh erkannte man seinen unschätzbaren Wert als universelle Nutz- und Heilpflanze. Seine Geschichte bis in die heutige Zeit gleicht einer spannenden Zeitreise.

Die Anfänge

Die früheste Nutzung von Hanf wird auf ca. 10 000 v. Chr. datiert. Zu dieser Zeit wurde die Pflanze in Asien für die Gewinnung von Fasern verwendet. Bereits ab ca. 8000 v. Chr. waren Sehnen für Bögen aus Hanffasern. Eine der ersten schriftlichen Erwähnungen der Hanfpflanze findet sich in einem chinesischen Lehrbuch der Botanik, das auf Aufzeichnungen von Kaiser Shennong zurückgehen soll (ca. 2700 v. Chr.). Hier wird der Hanf sehr genau beschrieben – und als eine Pflanze erwähnt, »die den Geist für eine Zeit reisen lässt«. Berichte über die psychoaktive Wirkung von Hanf finden sich um etwa 800 v. Chr. ebenfalls in der indischen und persischen Literatur. Die ersten Nachweise über Papier aus Hanffasern stammen – bereits im 1. Jahrhundert v. Chr. – wiederum aus China.

Doch auch in Europa kannte man Hanf. So wurden im heutigen Thüringen mehr als 5000 Jahre alte Hanfsamen gefunden. Im 4. Jahrhundert n. Chr. begann der weitreichende Hanfanbau in Deutschland. Die Pflanze erlangte so große Bedeutung, dass im 9. Jahrhundert Karl der Große die Bauern sogar dazu verpflichtete, Hanf anzubauen. Steuern wurden in Hanfsamen gezahlt. Auch in England wurde Hanf ab dem 8. bis zum 12. Jahrhundert die wichtigste Nutzpflanze. Und im Jahr 1455 druckte Johannes Gutenberg, der Erfinder des Buchdrucks, die erste Bibel auf Hanfpapier. Hanf eroberte ebenfalls die Neue Welt: Im 16. Jahrhundert war Hanf in Nordamerika als gesetzliches Zahlungsmittel verbreitet.

Blütezeit und Abschwung

Seine Blütezeit hatte der Hanf in Europa im 17. Jahrhundert – in der Zeit der Großsegler nach Übersee. Denn die Hanffaser ist reißfest und Nässe abweisend und eignet sich hervorragend zur Herstellung von Segeln, Takelage, Netzen, Seilen und für die Kleidung der Seeleute. Und so galt bis ins 18. Jahrhundert hinein Hanf neben Flachs und Wolle als wichtigster Rohstoff in der europäischen Textilindustrie. Mit der Inbetriebnahme der ersten Baumwollspinnmaschinen und dem Ausbau der Dampfschifffahrt allerdings verlor der Hanf rapide an Bedeutung.

Als Heilmittel blieb Hanf weiterhin sehr beliebt: Im Jahr 1900 zum Beispiel war Hanftinktur die am häufigsten verordnete Arznei in den USA. Auch in Deutschland fand sie regen Absatz. Doch als der Deutsche Reichstag 1929 das sogenannte Gesetz über den Verkehr mit Betäubungsmitteln beschloss, stand von da an der Anbau von Hanf unter Strafe. Nur in Apotheken war Cannabis noch eine Zeit lang erhältlich. In den USA gab es in den 1930er-Jahren ebenfalls eine Anti-Hanf-Kampagne mit dem Ziel, das Anpflanzen von Hanf zu unterbinden, um den Cannabiskonsum zu verhindern. Als während des Zweiten Weltkriegs Hanf dringend für die Herstellung von Tauen benötigt wurde, warb man zwar wieder für seinen Anbau und das amerikanische Landwirtschaftsministerium produzierte dazu extra einen Kurzfilm mit dem Titel »Hemp for Victory« (Hanf für den Sieg). Aber nach dem Krieg kam die Hanfproduktion aufgrund strenger Gesetze erneut weitgehend zum Erliegen.

Für die Industrie indessen war die Hanfpflanze gerade in den 1930ern interessant: Allein im Jahr 1935 verbrauchten die USA ca. 58 000 Tonnen Hanfsamen für die Herstellung von Farben und Lacken. 1941 präsentierte Henry Ford sein legendäres Hanfmobil. Es hatte eine mit Hanffasern verstärkte Kunststoffkarosserie und wurde mit Hanföl betrieben. Durch den Anteil an Hanffasern war die Karosserie etwa zehnmal stoßfester als eine normale Kunststoffkarosserie. Leider ist das Hanfmobil ein Prototyp geblieben.

Die Bedeutung des Hanfs zeigt sich auch daran, dass etliche Städte den Hanf oder Ableitungen daraus im Namen tragen, so etwa Hennef in Nordrhein-Westfalen mit dem Ortsteil Hanf und dem Hanfbachtal. Hier hatte die Produktion von Hanf eine lange Tradition. Auch Henfenfeld in der Nähe von Nürnberg, Henfstädt in Thüringen, der Ortsteil Hanffabrik der Stadt Nauen in Brandenburg, Hamppu in Finnland oder Hempstead in Großbritannien zeugen von der einstigen Wichtigkeit dieser Nutzpflanze.

Hanfanbau heute

Der Anbau von Hanf ist in Deutschland bis heute verboten. Nach § 29 des Betäubungsmittelgesetzes (BtMG) wird er mit einer Geldstrafe oder einer Freiheitsstrafe von bis zu fünf Jahren bestraft. Industrielle und gewerbliche Hanfproduzenten müssen eine Lizenz bei der Cannabisagentur des Bundes beantragen. Privatpersonen haben diese Möglichkeit nicht. Eine Ausnahmegenehmigung, z. B. für den Anbau von Hanf zu medizinischen Zwecken, kann beantragt werden. Das Verfahren ist allerdings aufwendig und teuer.

So vielfältig wird Hanf verwendet

Und dennoch: Nutzhanf und Hanfprodukte erfreuen sich seit einigen Jahren wieder wachsender Beliebtheit. Hanfprodukte in Form von Öl, Mehl, Tee, Schokolade oder Müsliriegeln sind heute in fast allen Reformhäusern und Supermärkten erhältlich. CBD-

Öl und Hanfproteinpulver werden wegen ihrer gesundheitlichen Vorteile geschätzt.

Nutzhanf wird u.a. in der Autoindustrie genutzt, z.B. als Innenverkleidung für Türen sowie für Farben und Lacke, Schmier- und Treibstoffe. Hanffasern wiegen deutlich weniger als Holzfasern. Darüber hinaus sind sie extrem reißfest und schwer entflammbar.

Auch für nachhaltiges Bauen steht der Hanf hoch im Kurs: Er ist atmungsaktiv, feuchtigkeitsregulierend, stabil und dabei elastisch. Mit Hanffasern kann man Innen- und Außenwände dämmen. Die Wärmeleitfähigkeit von Hanf ist gering, seine Wärmespeicherfähigkeit hoch. So bewahrt er im Winter die Wärme im Haus und schützt im Sommer vor Hitze. Außerdem sind Hanffasern ein hervorragender Schallschutz.

Kompostierbare Blumentöpfe aus Hanf sind bereits im Handel erhältlich. Dafür presst man Hanffasern mit dem Bindemittel Lignin zu Pellets. Daraus entstehen stabile Töpfe. Pflanzt man sie ein, verrotten sie im Boden. Hanf lässt sich aber nicht nur im Kleinen verwenden: Es ist heute möglich, Häuser zu 90 Prozent aus Hanf zu bauen. Kein anderer Rohstoff ist so vielseitig, derart ertragreich und lässt sich so nachhaltig verwenden, verarbeiten und entsorgen.

Hanf im Volksglauben und in der Mythologie

Unser Streifzug durch die Geschichte zeigte eindrucksvoll, wie wichtig die Hanfpflanze einst im täglichen Leben der Menschen war. So verwundert es nicht, dass sie auch eng verknüpft war mit zahlreichen Bräuchen in der ganzen Welt. Hanf wurde traditionell benutzt, um übersinnliche Kanäle der Wahrnehmung zu öffnen. Vor allem für rituelle und kultische Handlungen, aber auch für Liebeszauber und Liebesorakel.

Im Hinduismus brachte man Gott Shiva Hanf als Opfer dar. In den indischen Veden ist Hanf Bestandteil eines Rauschtranks der Götter und eines Ritualtranks bei Opferungen. Die alten Germanen huldigten Freya, ihrer Göttin der Liebe, der Fruchtbarkeit und des Krieges, mit Hanfräucherungen. Keltische und germanische Frauen bekamen Spindeln und Hanffasern als Grabbeigaben. Den Bauern legte man Hanfsamen mit ins Grab, in Mecklenburg auch die Blütenstände der Hanfpflanze.

In Niederösterreich hieß es, Hanffelder böten Schutz vor dem Teufel. Bis ins 20. Jahrhundert hinein gab es den Brauch, Hanfpflanzen in dichten Reihen um Bauernhäuser herum zu pflanzen. Sie wurden Rauhhanf, Rauchhanf oder Rauchkraut genannt. In Baden-Württemberg wurde bei der Aussaat von Hanf ein Fest gefeiert: Nach dem Einbringen der Samen in die Erde um die Mittagszeit gab es kleine Kuchen (Hanfeier) und Tanz. Die Hanfeier sollten das Wachstum der Hanfpflanzen anregen.

In Polen, Ungarn und Jugoslawien galt die Hanfpflanze als Symbol für Glück und Wohlstand. In Polen fand die Aussaat traditionell am Gründonnerstag statt, ebenfalls von Festessen und Tanz begleitet. Verheiratete Frauen mit flatternden Röcken sprangen dabei hoch in die Luft, um die Pflänzchen zum Wachsen zu bewegen. Auf Hochzeitsfeiern schüttete man Hanfsamen über der Braut aus, um ihre Fruchtbarkeit zu fördern.

In der Schweiz feierte man zur Hanfernte ein Fest. Die jungen Männer erschienen in bunten Masken, um die Aufmerksamkeit der jungen Mädchen auf sich zu lenken.

Kelten und Germanen verwendeten Hanfsamen als Grabbeigabe. ›

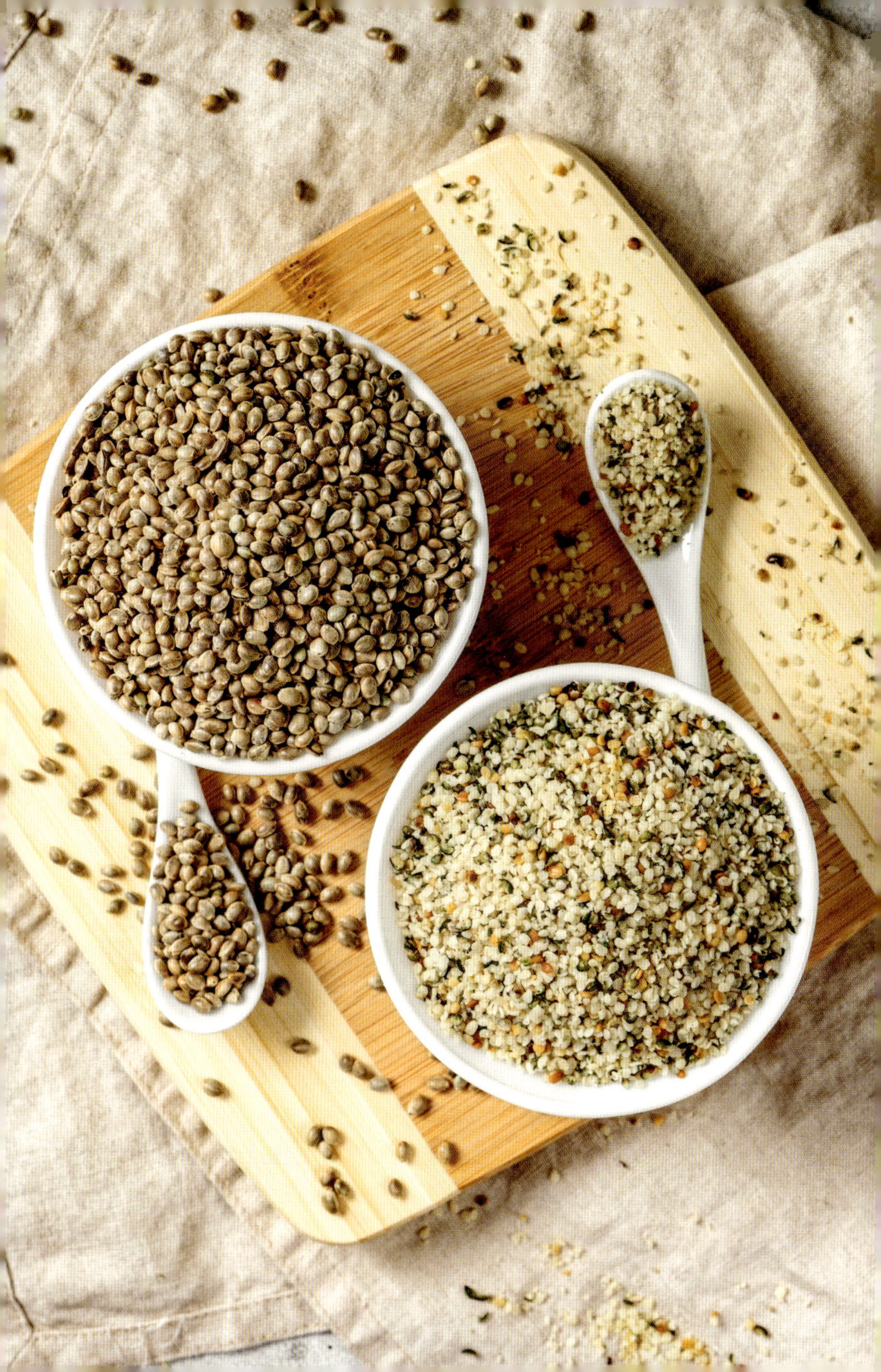

Doch auch mit dem Tod wurde Hanf in Verbindung gebracht. In Polen und Litauen gab es die sogenannte Siemieniotka, eine Suppe aus Hanfsamen, Graupen, Hirse und Gemüse. Die ursprünglich aus Schlesien stammende Suppe wurde verzehrt, um die Verstorbenen zu ehren.

Ein Hanfzweig, in der Johannisnacht abgebrochen, galt in der Ukraine als sicheres Mittel gegen Hexen und den bösen Blick. Auch in Südtirol kannte man Hanf als »Hexenkraut«: Ein Büschel Hanfkraut unter dem Dach des Hauses sollte Hexen fernhalten.

Hanf war im Alltag der Menschen so gegenwärtig, dass einige Begriffe bis heute geläufig sind. So bezeichnet der »Hänfling« einen dünnen, hoch aufgeschossenen Menschen – abgeleitet vom Aussehen der jungen Hanfpflanze. Und wir kennen die »schäbige« Kleidung: Bei der Verarbeitung von Hanffasern blieben Schäben (holzähnliche Teilchen) zurück. Da man sie sehen und spüren konnte, galt die Kleidung als minderwertig.

Die Hanfpflanze in der Heilkunde

Alle großen Kulturen der Menschheitsgeschichte kannten und nutzten Hanf besonders auch als Heilmittel gegen zahlreiche ganz unterschiedliche Beschwerden. Die alten Ägypter etwa verehrten Hanf als heilige Pflanze, die Augenreizungen, Hämorrhoiden und Schmerzen linderte. Auch die Assyrer verwendeten Hanf medizinisch: äußerlich bei Arthritis, Schwellungen und Prellungen, innerlich bei Nierensteinen.

Älteste Zeugnisse

Das vermutlich älteste schriftlich überlieferte Werk über Heilpflanzen und Ackerbau, das *Shennong bencaojing*, stammt aus China und wird auf die Zeit zwischen 300 vor und 200 nach Christus datiert. Es verzeichnet die Hanfpflanze als Mittel gegen über 100 Krankheiten, darunter Gicht und Rheuma. Vom chinesischen Arzt Hua Tuo (gestorben 208 n.Chr.), der als Begründer der Anästhesie gilt, heißt es, er habe Hanf als Schmerzmittel und zur Betäubung angewendet: in Form eines Tranks aus Hanfsamen und Wein.

Ob später der römische Gelehrte Plinius der Ältere (23–79 n.Chr.), der griechische Arzt Galenos von Pergamon (129–216 n.Chr.), der persische Arzt Avicenna (980–1037) – von allen ist bezeugt, dass sie Hanf ebenfalls schätzten und einsetzten, etwa bei der Behandlung von Gicht, Krämpfen, Schmerzen, Entzündungen oder Ohrenleiden.

Klostermedizin

In der Klostermedizin des 8.–12.Jahrhunderts behandelte man mit Hanfsamen und Hanfsamenöl u.a. Gelbsucht, Geschwüre und Husten. Die Universalgelehrte Hildegard von Bingen (1098–1179) schätzte die Pflanze, weil sie die »üblen Säfte vermindert und die guten Säfte stark macht«, und empfahl sie u.a. bei Magenleiden: »Wer aber einen kalten Magen hat, der koche Hanf in Wasser und, nach dem Ausdrücken des Wassers, wickle er es in ein Tüchlein. Und er lege es so warm oft auf den Magen, und das stärkt ihn und bringt ihn wieder in seinen Zustand.« Zur Zeit Hildegard von Bingens wurde Hanf gern als Mittel gegen Appetitlosigkeit, Durchfall und Fieber verabreicht, außerdem trägen und schwerfälligen Menschen zur Anregung.

Chinesische Medizin des Mittelalters

Anleitungen zur medizinischen Verwendung von Hanfsamen gibt es hier seit dem 14. Jahrhundert. Der regelmäßige Verzehr sollte ein langes Leben und eine robuste Gesundheit schenken. Mit den Samen behandelte man Erbrechen, Vergiftungen, Menstruationsbeschwerden und Verstopfung. Eine Mischung aus Hanfsamen, Hanfsamenöl und Saft aus den Blättern der Hanfpflanze galt äußerlich angewendet als Heilmittel gegen Hautkrankheiten, Geschwüre und offene Wunden.

Aus dem 16. Jahrhundert, der Zeit der Ming-Dynastie, stammt das 50-bändige Standardwerk der chinesischen Medizin *Bencao Gangmu,* verfasst von dem Arzt und Gelehrten Li Shizhen (1518–1593). Er empfahl Hanf gegen Diabetes, Rheuma, Fieber, Wurmbefall und Durchfall sowie als Mittel zur Blutstillung nach der Geburt.

Neuzeitliches Europa

1640 erschien das Werk *Theatrum Botanicum: The Theatre of Plants* des englischen Apothekers und Botanikers John Parkinson. Darin empfiehlt er Cannabis gegen Schmerzen, Koliken, Durchfall und Gicht. 1839 dann befasste sich eine ausführliche Studie mit Indischem Hanf. Der Titel: *On the Preparations of the Indian Hemp, or Gunjah (Cannabis Indica).* Autor ist der irische Arzt und Chemiker William Brooke O'Shaughnessy (1809–1889). Er berichtet von seinen Erfolgen mit der medizinischen Verwendung von Hanf und führt zahlreiche Fallbeispiele an, u. a. die Behandlung von Krämpfen und Rheuma mit unterschiedlichen Hanfpräparaten.

Auf Grundlage dieser Erkenntnisse verordnete Queen Victorias Leibarzt John Russel Reynolds seiner Patientin eine Cannabistinktur gegen ihre Menstruationsschmerzen und legte damit den Grundstein für einen wahren Boom: Zwischen 1840 und 1900 waren Hanfextrakte und Hanftinkturen aus der Apotheke die meistverkauften Heilmittel in Europa und auch in den USA. Es gab über 100 verschiedene Präparate. Sie wurden als Alternative zum bis dahin verwendeten Opium eingesetzt, das sich zu einer Volksdroge mit gefährlichen Nebenwirkungen entwickelt hatte. Eingesetzt wurden die Hanfpräparate z.B. gegen Husten und Asthma, Kopfschmerzen, Menstruationskrämpfe, Rheuma, Schlaflosigkeit und Unruhezustände. Die Präparate wurden von Apothekern hergestellt.

Vor allem die deutsche Firma Merck machte sich einen Namen mit der Produktion von Hanfprodukten, vorzugsweise Tinkturen, angezeigt bei Appetitlosigkeit, Depressionen, Erbrechen, Krämpfen, Schmerzen und Übelkeit. Sie heilten nicht, linderten aber deutlich die Symptome. Gestützt auf die Erkenntnisse der Firma Merck, erschien 1855 Georg Martius' Nachschlagewerk *Pharmakologisch-medicinische Studien über den Hanf*. Und 1872 führte die *Pharmacopoea Germanica*, das erste reichseinheitliche deutsche Arzneibuch, die Mittel Extractum Cannabis Indicae (Indischer Hanfextrakt) und Fructus Cannabis (Hanfsamen) auf.

1884 wurde Cannabis auf einer pharmazeutischen Ausstellung als ein Medikament vorgestellt, das frei von Opiaten ist und nicht deren negative Eigenschaften hat. So kam 1895 das berühmte Mittel »Extractum Cannabis indicae aquosum fluidum« der Firma Merck auf den Markt. Gewonnen wurde es aus den blühenden Zweigspitzen der weiblichen Indischen Hanfpflanze und fand Anwendung bei verschiedenen Lungenkrankheiten, vor allem Tbc. Außerdem wirkte es stimmungsaufhellend.

Westliche Medizin des 20. Jahrhunderts

Ab 1900 standen die ersten qualitativ hochwertigen Hanf-Fertigpräparate zur Verfügung. Die berauschende Wirkung war allgemein bekannt, trotzdem entwickelte sich Hanf zum Allheilmittel. Babys bekamen Hanftinkturen sogar als Schlafmittel, Kleinkinder Süßigkeiten aus Haschisch und Ahornsirup, denn Hanf galt längst als Arzneimittel, immer wieder publiziert in der einschlägigen Fachliteratur sowohl in Europa als auch in den USA.

Mitte des 20. Jahrhunderts verschwanden Hanfpräparate für medizinische Zwecke nach und nach vom Markt. Sie wurden von neuen Arzneimitteln verdrängt: Aspirin, Barbiturate und Chemotherapeutika. Vielfach waren sie wegen der steigenden Rohstoffpreise auch unerschwinglich geworden.

Geforscht wurde allerdings weiter: 1964 gelang es dem israelischen Wissenschaftler Raphael Mechoulam zum ersten Mal, THC zu isolieren. In den 1980er-Jahren kamen die ersten Fertigarzneimittel mit Wirkstoffen aus Cannabinoiden auf den Markt: Dronabinol, Nabilon und Sativex®.

Dronabinol wird in Form von öligen Tropfen eingesetzt gegen Übelkeit und Erbrechen während einer Chemotherapie sowie gegen Gewichtsverlust bei HIV- und AIDS-Patienten. Nabilon ist Bestandteil des Medikaments Canemes®. Es wird oral als Kapsel verabreicht und wirkt ebenfalls gegen Übelkeit und Erbrechen während einer Chemotherapie. Sativex® ist ein Mundspray, das als Zusatzbehandlung bei mittelschwerer und schwerer Verkrampfung von Patienten mit Multipler Sklerose Anwendung findet.

1992 untersuchte ein Forschungsteam des National Institute of Mental Health (NIMH) in Bethesda, Maryland, wie genau Cannabinoide aus der Cannabispflanze auf den Menschen wirken. Dabei entdeckten die Forscher zufällig das sogenannte Endocannabinoid-System (siehe auch »Krankheiten behandeln mit CBD«). Seitdem wird in zahlreichen klinischen Studien das therapeutische Potenzial von Cannabis-Heilmitteln intensiv untersucht.

Der aktuelle Stand der Wissenschaft

Eindeutig erwiesen ist heute, dass Cannabis bei verschiedenen Erkrankungen einen therapeutischen Nutzen besitzt. Die Bundesärztekammer erklärte 2008: »Der Einsatz von standardisierten und/oder synthetischen Cannabinoidpräparaten kann bei Patienten, die unter einer konventionellen Behandlung keine ausreichende Linderung von Symptomen wie Spastik, Schmerzen, Übelkeit, Erbrechen oder Appetitmangel haben, sinnvoll sein.« Überdies bestätigt der Kurzbericht *Cannabis: Potenzial und Risiken (CaPris)* des Bundesministeriums für Gesundheit aus dem Jahr 2017, dass Cannabisarzneimittel in der Therapie chronischer Schmerzen Placebo-Mitteln um mindestens 30 Prozent überlegen sind. Schwerwiegende Nebenwirkungen seien selten und nicht häufiger als bei einer Gabe von Placebos.

Heilwirkungen bei chronisch-entzündlichen Erkrankungen des zentralen Nervensystems und des Magen-Darm-Trakts sowie bei der Behandlung von Hirntumoren werden vermutet, wurden aber noch nicht durch Studien belegt. Auch wird Cannabis als allgemeines Mittel gegen Krebserkrankungen untersucht. Die Forschung befindet sich allerdings noch ganz am

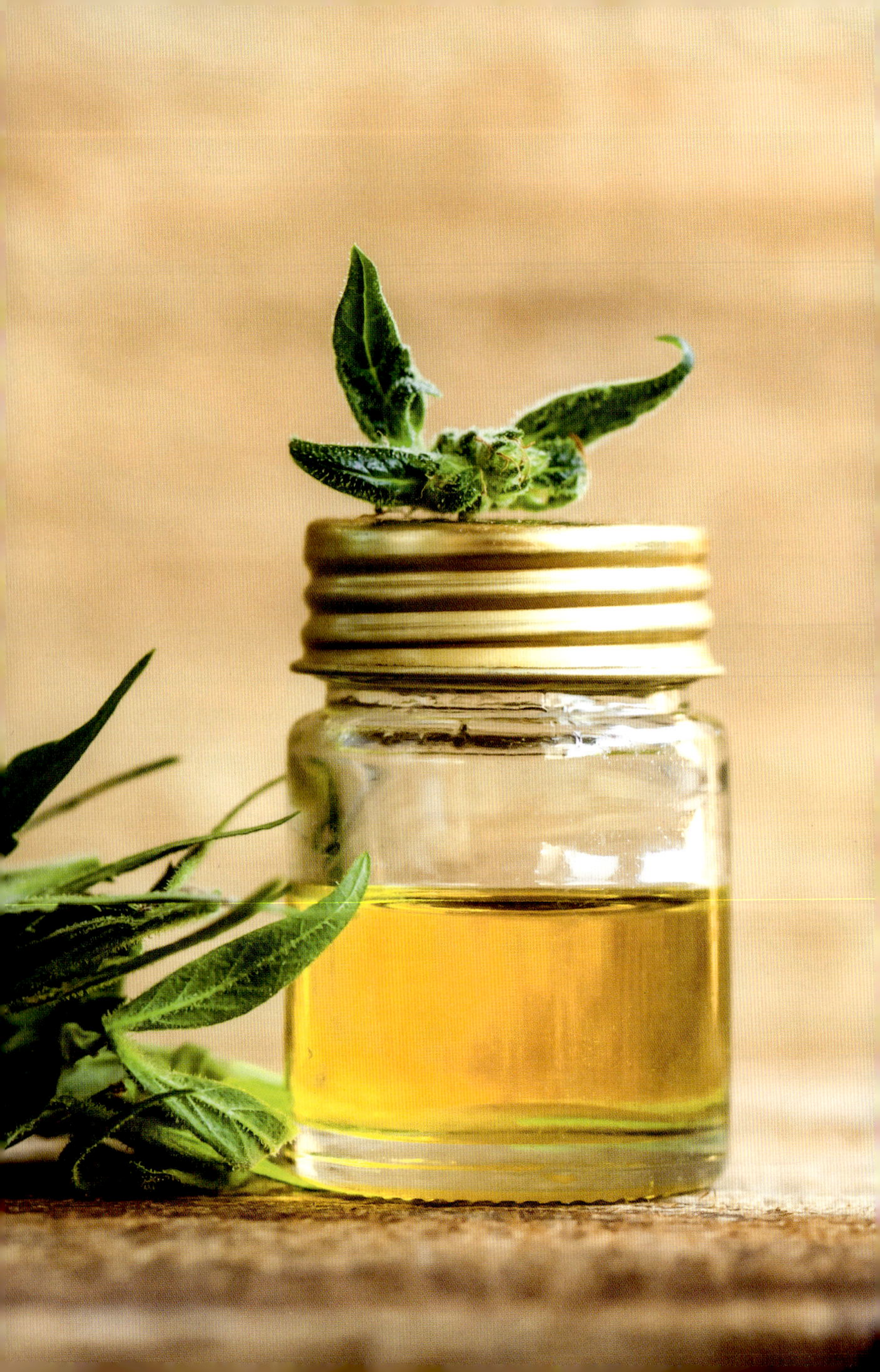

Anfang. Zu Cannabis als Mittel gegen Grünen Star, das Tourettesyndrom und diverse Spastiken wird ebenfalls geforscht. Erste Studien berichten von positiven Ergebnissen im Vergleich von Cannabis mit Placebo-Medikamenten. Auch die vermuteten positiven Auswirkungen von Hanf auf die Lern- und Konzentrationsfähigkeit müssen noch durch Studien bestätigt werden.

Cannabis als Medizinalpflanze darf unter strengen Auflagen selbst angebaut werden, wenn die Versorgung über Apotheken nicht möglich ist oder wenn die Krankenkassen die Kosten für die Cannabis-Therapie nicht übernehmen. Ärzte übernehmen keine Verantwortung für die Therapie. Patienten müssen sich selbst alle Informationen besorgen, da es keine Beipackzettel für Medizinalhanf gibt. In Deutschland muss die Anwendung wissenschaftlich begleitet werden. Die entsprechenden Daten werden erfasst und ausgewertet. CBD-Öl gilt bis heute als Nahrungsergänzungsmittel, nicht als Medikament. Heil- und Wirkversprechen sind verboten.

‹ Die goldene Farbe von CBD-Öl erinnert an Olivenöl.

Die Hanfpflanze im Porträt

Hanf gehört zur Familie der Hanfgewächse. Diese Familie bildet zusammen mit drei weiteren Familien die Unterordnung der Brennnesselgewächse. Hanfgewächse umfassen elf Gattungen mit etwa 170 Arten. Die bekanntesten Gattungen sind Hanf (Cannabis), Hopfen (Humulus) und Zürgelbaum (Celtis).

Der Name Cannabis leitet sich von dem Sanskrit-Wort *cana* (Rohr) ab. Das griechische Wort *cannabis* wird mit Rohrnessel übersetzt.

Vorkommen und Anforderungen

Die Hanfpflanze ist über die ganze Welt verbreitet, sowohl in der wilden als auch in der kultivierten Form. Lediglich in den arktischen Gebieten kommt sie nicht vor. Ansonsten gedeiht sie in allen Klimazonen und auf allen Böden mit Ausnahme von Sandböden, schweren Tonböden und Böden mit Staunässe. Der ideale Boden ist tiefgründig, feucht und reich an Stickstoff, Kalk und Humus. In der Wachstumsphase braucht die Pflanze besonders viel Stickstoff. Die Hanfpflanze liebt schattige und feuchte Standorte, vor allem Auenwälder. Als Vor- und Zwischenfrucht kann sie zusammen mit jeder anderen Pflanze angebaut werden. Gegen Schädlinge aller Art ist sie weitestgehend resistent.

Hanf gehört zu den am höchsten entwickelten Pflanzen der Erde. Sie nutzt das Sonnenlicht viel intensiver als alle anderen Pflanzen. Es regt das Wachstum von Stiel und Blättern an und sorgt dafür, dass die Pflanze im Freien deutlich höher wächst als in Räumen. Die Cannabisblüte wird durch mindestens zwölf Stunden Dunkelheit ausgelöst. Äußere Lichtquellen verhindern das Blühen.

Wild wachsende Pflanzen werden bis zu drei Meter hoch und sind im oberen Teil verzweigt. Hanf, der für die Produktion von Fasern angebaut wird, wächst dicht und gerade.

Männlicher und weiblicher Cannabis

Männliche und weibliche Blüten wachsen auf unterschiedlichen Pflanzen, Hanf ist also zweihäusig. Die weibliche Hanfpflanze reift nach der männlichen, was für die Ernte ein Nachteil ist, wenn es um die THC-Gewinnung geht. Denn nur die weiblichen Blüten bilden THC. Werden sie bestäubt, stellen sie ihre Harzproduktion ein und bilden Samen aus. Man muss also möglichst frühzeitig erkennen, um welches Geschlecht es sich handelt. Die männlichen Pflanzen werden aussortiert, sobald das Geschlecht feststeht und keine Bestäubung gewünscht ist. Männliche Pflanzen heißen auch Femel oder Fimmel.

Die weibliche Pflanze ist auch stärker verzweigt und belaubt als die männliche. Ihre nach außen gestülpten Drüsen sondern ein Harz ab. Es ist gelbbraun, zähflüssig und klebrig und besteht zu 90 Prozent aus Cannabinoiden. Je mehr Licht und Wärme die Pflanze bekommt, desto mehr Harz produziert sie.

Die verschiedenen Hanfarten

Man unterscheidet drei Arten von Hanf. Sie sind jeweils in Aussehen, Anbaubedingungen, Inhaltsstoffen und somit in ihrer Wirkweise bzw. Nutzung verschieden.

Gewöhnlicher Hanf (Cannabis sativa)

Der Gewöhnliche Hanf ist eine einjährige grüne, krautige Pflanze. Er stammt vom Indischen Hanf ab und wurde gezüchtet, um Fasern zu gewinnen. Die Pflanze wird etwa 180 Zentimeter groß, kann aber unter günstigen Bedingungen auch eine Größe von bis zu 5 Metern erreichen. Je höher sie wächst, desto holziger ist der Stiel.

Indischer Hanf (Cannabis indica)

Die Pflanze ist ca. 120 Zentimeter hoch, stark verzweigt und dichtblättrig. Ihre Blätter sind auffallend breit. Im Aussehen ähnelt sie einer kleinen Tanne. Indischer Hanf enthält große Mengen psychoaktiver Wirkstoffe. Man nutzt ihn auch als Öl- oder Faserpflanze.

Ruderalhanf (Cannabis ruderalis oder sativa var. spontanea)

Ruderalhanf ist die Wildform des Hanfs. Das Wort *ruderal* bezeichnet eine wild wachsende Spezies. Die Pflanze wird knapp einen Meter hoch. Sie wächst gerade und aufrecht. Nur der unterste Teil ist leicht verzweigt. Ruderalhanf hat einen mäßigen Wirkstoffgehalt, er enthält mehr CBD als THC.

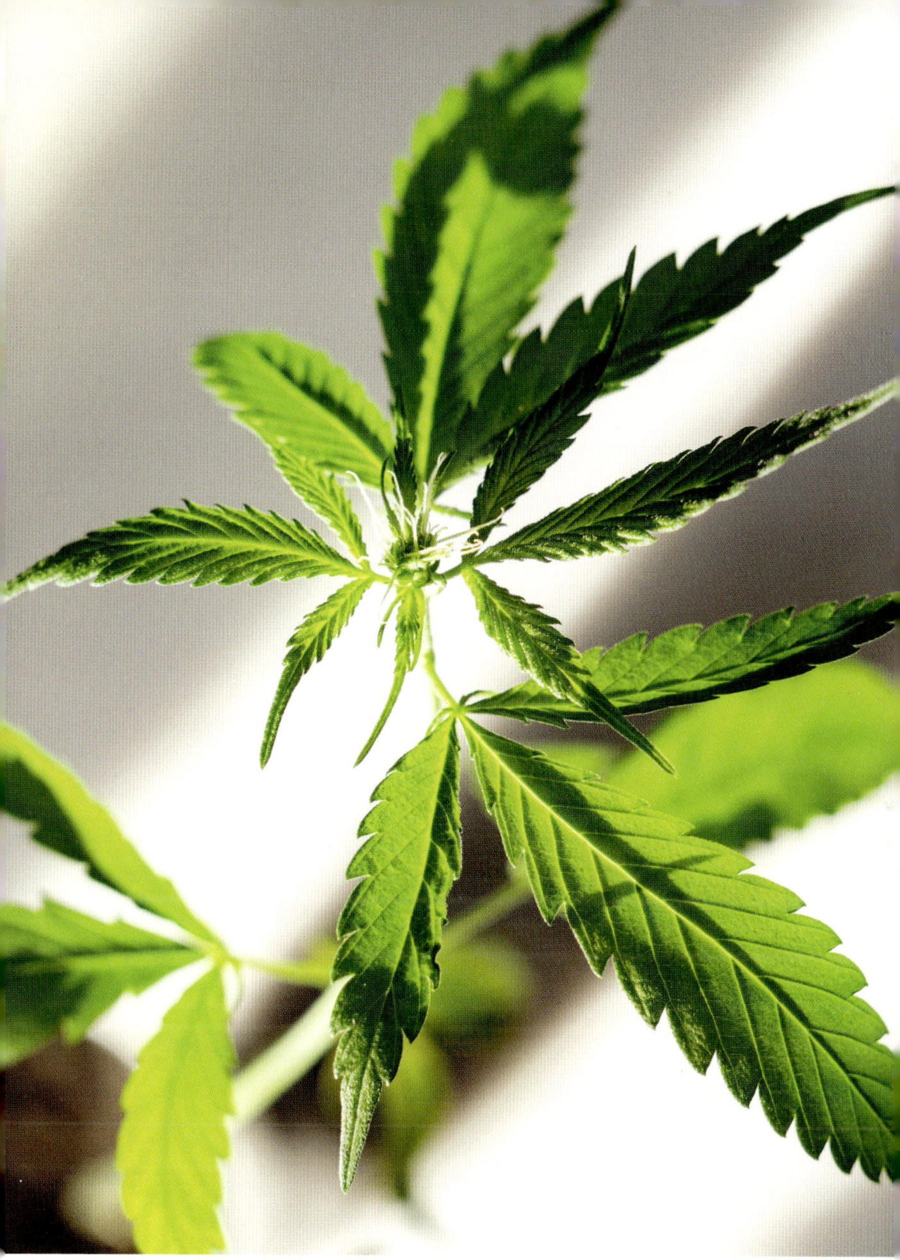

^ Typisch für Hanf: der leicht gesägte Blattrand

Welche Pflanzenteile wofür?

Die einzelnen Teile der Hanfpflanze haben viele unterschiedliche Einsatzgebiete, je nach Zweck und beabsichtigter Verwendung.

Blüten

Aus den Blüten der Hanfpflanze lässt sich Räucherwerk herstellen. Medizinisch werden sie zu Tee oder für Inhalationen verarbeitet sowie für Präparate wie Dronabinol oder Marinol®.

Fasern

Sie werden für Faserverbundwerkstoffe genutzt, u.a. in Innenverkleidungen, Behältern und Boxen, außerdem zur Gewinnung von Zellulose für die Herstellung von Papier, Schreibpapier, Fein- und Spezialpapier, Pappe und Verpackungsmaterial. Langfasern nutzt man für Kleidung und Textilien, technische Fasern für die Herstellung von Gurten und Seilen, Kurzfasern für die Herstellung von Dämmmaterial und groben Stoffen wie z.B. Sackleinen. Auch für die Sanierung von Böden, die mit Schwermetallen belastet sind, sind Hanffasern hervorragend geeignet.

Öl

Das Öl, das aus den Samen gepresst wird, dient als Speiseöl mit einem besonders hohen Anteil an mehrfach ungesättigten Fettsäuren oder als medizinisches Öl, medizinische Salbe oder Creme. Die Kosmetikindustrie verwendet es für die Herstellung von Hautölen und Pflegecremes. Man kann aus Hanfsamenöl auch technische Öle wie Biodiesel und Heizöl oder Pflanzenkunststoffe herstellen. Die Rückstände, die beim Pressen der

Samen zu Öl anfallen, sind sehr gute Proteinlieferanten und werden u.a. als Futtermittel genutzt.

Samen

Die Samen dienen als Pressrückstände u.a. für Futtermittel. Gemahlen kann man sie als Mehl nutzen und Brot und Gebäck daraus herstellen.

Schäben

Die kleinen holzartigen Teilchen, die bei der Produktion anfallen, dienen ebenfalls als Material zum Dämmen, außerdem als Baustoffe und Holzbriketts. Man verwendet sie auch für die Produktion von (Schreib)papier, Fein- und Spezialpapier, Pappe und Verpackungsmaterial sowie als Einstreu für kleine Haustiere.

Hanf als wertvolles Superfood

Der Hanfsamen enthält Heilkraft,
und er ist für gesunde Menschen heilsam zu essen.

(Hildegard von Bingen, 1098–1179)

Hanf wird wegen seiner außergewöhnlich hohen Nährstoffdichte häufig auch als Superfood bezeichnet. Die Heilkräfte der Pflanze stecken vor allem in den Samen, dem Öl, den getrockneten Blättern, Blüten und Blütenständen. Die drei Hanfarten zeigen nicht nur große Unterschiede in der Herkunft, sondern auch in puncto Wachstum, Blütezeit und psychoaktiver Wirkung. Und es kommen nicht alle Inhaltsstoffe zusammen in einer Pflanze vor. Die Zusammensetzung der Inhaltsstoffe ist u.a. abhängig von der Art des Hanfs.

Die Inhaltsstoffe von Cannabis sativa und ihre Wirkung

Auf den folgenden Seiten finden Sie die wichtigsten Inhaltsstoffe des Gewöhnlichen Hanfs (Cannabis sativa) aufgelistet und beschrieben. Bis heute konnten mehr als 500 wirksame Stoffe nachgewiesen werden. Cannabis sativa ist der kultivierte Hanf, der u.a. für die Herstellung von CBD-Öl verwendet wird.

Aminosäuren

Die Hanfpflanze enthält alle essenziellen und nicht essenziellen Aminosäuren in ausgewogener Zusammensetzung. In der Natur ist sie damit einmalig. Und für den menschlichen Organismus einfach ideal. Denn nur, wenn alle Aminosäuren gleichzeitig und in ausreichender Menge zur Verfügung stehen, sind wir körperlich und geistig fit und leistungsfähig und verfügen über eine starke Immunabwehr.

Essenzielle Aminosäuren

Essenzielle Aminosäuren kann der Körper nicht selbst herstellen. Sie sind nur über die Nahrung verfügbar.

Histidin

Histidin wirkt entgiftend, reguliert den pH-Wert des Bluts, beschleunigt die Wundheilung und unterstützt Wachstumsprozesse. Außerdem sorgt es für die richtige Konzentration der Magensäure, regelt den Schlaf-wach-Rhythmus und reguliert das Herz-Kreislauf-System.

Isoleucin

Isoleucin ist ein Energielieferant. Es sorgt für die Erhaltung und die regelmäßige Regeneration des Muskelgewebes. Außerdem ist es beteiligt an der Hormonregulation, am Muskelaufbau, an der Anregung der Insulinausschüttung und an der Aktivierung des Wachstumshormons Somatotropin.

Leucin

Leucin regt das Muskelwachstum an, ist direkt am Muskelaufbau beteiligt, aktiviert weitere Proteine, welche die Neubildung

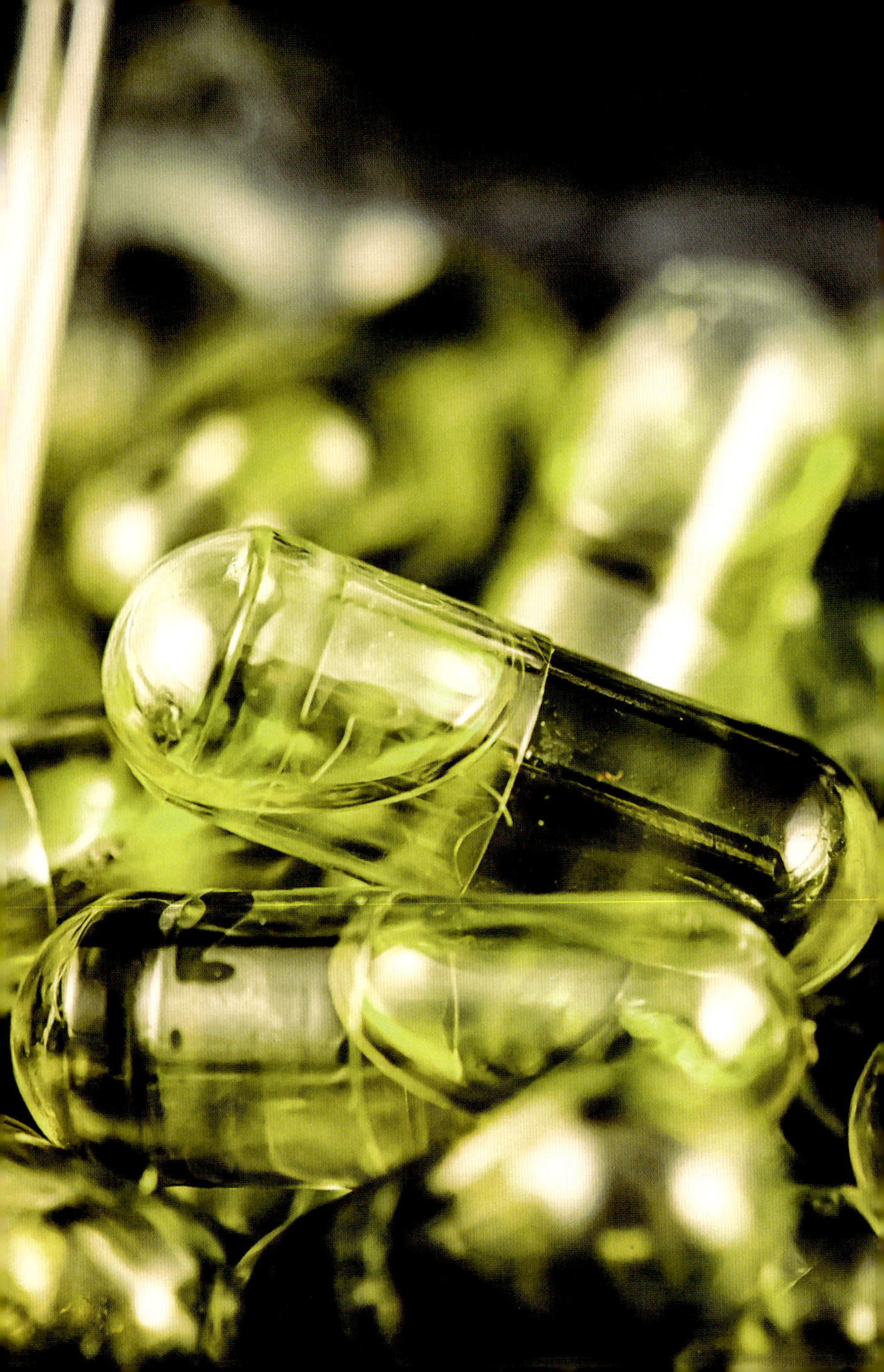

von Proteinen in den Muskelzellen unterstützen, wirkt dem Muskelabbau entgegen und fördert die Fettverbrennung. Außerdem unterstützt es Heilungsprozesse und reguliert das Verhältnis zwischen Muskelmasse und Fettanteil.

Lysin

Lysin ist ein wichtiger Baustein von Antikörpern, Enzymen, Hormonen und Proteinen von Haut, Knochen und Sehnen. Es unterstützt die Aufnahme von Calcium in Knochen und Zähnen, stabilisiert Bindegewebe und Kollagen, senkt das Osteoporoserisiko und beugt Arterienverkalkung vor.

Methionin

Methionin ist Bestandteil vieler Eiweiße. Es spielt eine bedeutsame Rolle in zahlreichen Stoffwechselprozessen. Zu starke Fetteinlagerungen in die Leber kann es verhindern, die Ausscheidung von Schwermetallen steigern. Methionin wird benötigt für die Verwertung des Spurenelements Selen. Außerdem ist es essenziell für die DNA-Methylierung, eine chemische Abänderung an Grundbausteinen der Erbsubstanz einer Zelle.

Phenylalanin

Phenylalanin wird für den Aufbau von Eiweißen benötigt. Außerdem ist es die Vorstufe vieler Hormone. Als Vorstufe verschiedener Neurotransmitter wirkt Phenylalanin stimmungsaufhellend, indem es den Adrenalin- und Noradrenalinspiegel im Gehirn erhöht. Außerdem dient es als Ausgangsstoff für viele andere Stoffe, z.B. den Botenstoff Dopamin.

Threonin

Threonin ist ein essenzieller Baustein von Antikörpern und Eiweißen, vor allem im Kollagen des Bindegewebes und im Zahngewebe. Wichtig ist es für das Nervensystem, den Fetthaushalt und die Leberfunktion. Threonin kann eine Fettleber verhindern.

Tryptophan

Tryptophan nennt man auch das Glückshormon: Es dient als Vorstufe von Vitamin B_3 und ist Ausgangsstoff für das Gewebshormon Seratonin, das u.a. den Blutdruck reguliert und stimmungsaufhellend wirkt. Außerdem ist Tryptophan ein wichtiger Baustein von Muskeln, Enzymen und anderen Eiweißen.

Valin

Valin, ein Energielieferant, fördert die Wundheilung und regt die Ausschüttung des Wachstumshormons Somatotropin an. Außerdem bildet es im Zentralnervensystem die Vorstufe von Botenstoffen (Transmittern), die Informationen und Reize von einer Nervenzelle zur nächsten übertragen.

Nicht essenzielle Aminosäuren

Nicht essenzielle Aminosäuren kann der Körper selbst herstellen. Bei einem Mangel oder bei starker Belastung müssen sie allerdings auch von außen zugeführt werden.

Alanin

Alanin ist Bestandteil des Muskeleiweißes. Bei Müdigkeit und Erschöpfung wird es zusammen mit Glutamin für die Energiegewinnung benötigt. Es verbessert die Leistungsfähigkeit, fördert die Immunabwehr, stärkt das Muskelgewebe, reguliert den

Blutzuckerspiegel und spielt eine wichtige Rolle im zentralen Nervensystem.

Arginin

Die Hauptaufgabe von Arginin ist die Entspannung und Erweiterung der Blutgefäße, damit das Blut besser fließen kann und die Blutblättchen nicht verklumpen. Es senkt den Blutdruck, reguliert die Ausschüttung von Insulin und fördert den Muskelaufbau. Leistungs- und Regenerationsfähigkeit werden durch Arginin verbessert.

Asparagin

Zusammen mit Glutamin wirkt Asparagin in den Synapsen des zentralen Nervensystems als Botenstoff (Neurotransmitter), der Informationen von einer Zelle zur anderen weitergibt. Es ist wichtig für die Produktion vieler anderer Aminosäuren und reguliert die Aufnahme von Aminosäuren in die Zellen. Außerdem ist es am Harnstoffzyklus beteiligt. Hier werden stickstoffhaltige Abbauprodukte in ungiftigen Harnstoff umgewandelt und über die Niere ausgeschieden.

Cystein

Cystein dient als Ausgangsstoff für die organische Säure Taurin, die für die Entwicklung der Herzfunktion und des Nervensystems sowie die Funktion der Sehzellen im Auge wichtig ist. Es steuert das Einströmen von Flüssigkeit in die Sehzellen und schützt sie vor zu hohem Innendruck. Außerdem ist Cystein beteiligt an der Herstellung von Glutathion, das dem Absterben der Zellen vorbeugt, den Alterungsprozess verlangsamt und möglicherweise vor Multipler Sklerose, Alzheimer und Parkinson schützt. Keratin, der Grundbaustein für Haut, Haare und Nägel, besteht zu einem großen Teil aus Cystein.

Glutamin

Glutamin ist die Aminosäure, die in unserem Körper am häufigsten vorkommt. Sie dient als Ausgangsstoff für die Bildung verschiedener anderer Aminosäuren. Glutamin sorgt für die Ammoniakentgiftung, hat eine positive Wirkung auf das Immunsystem und dient als Nährstoff für Darm- und Immunzellen. Es bildet die Vorstufe des Neurotransmitters GABA, der das Einschlafen fördert sowie Schlafqualität und Regeneration verbessert. Eingesetzt wird Glutamin vor allem bei chronischen Erkrankungen, nach Unfällen, Verletzungen und Operationen.

Glycin

Glycin ist vor allem wichtig für die Aufbauprozesse im Körper, z.B. die Produktion von Hämoglobin oder der DNA. Es stärkt das Immunsystem, spielt eine essenzielle Rolle bei der Muskelaktivität, hilft gegen Arteriosklerose, Arthrose, Gicht, Osteoporose, Schlafstörungen und Panikattacken. Außerdem ist es wichtiger Bestandteil von Knochen, Haut und Zähnen.

Prolin

Prolin stellt der Körper aus Glutamin her. Es ist ein bedeutender Baustein des Bindegewebes und spielt eine wichtige Rolle bei der Wiederherstellung von Gewebe, beim Aufbau der Gelenke und bei der Regeneration nach Knochen- und Knorpelentzündungen. Außerdem schützt es vor Kollagenabbau und beugt der Faltenbildung vor. Prolin wird bei langwierigen Erkrankungen und bei Alterungsprozessen eingesetzt.

Serin

Serin ist ein bedeutender Baustein von Enzymen, anderen Eiweißen und Zellmembranen. In besonders hoher Konzentration kommt es im Gehirn vor. Es steigert die Aufmerksamkeit, stärkt das Erinnerungsvermögen, verbessert das Kurzzeitgedächtnis und die geistige Leistungsfähigkeit. Außerdem senkt Serin den Blutdruck, beschleunigt die Darmbewegung und erhöht die Drüsensekretion. Darüber hinaus unterstützt es die Herstellung von Immunglobulinen und Antikörpern.

Tyrosin

Tyrosin wird für die Herstellung des Botenstoffs (Neurotransmitters) Dopamin benötigt. Es ist Baustein fast aller Eiweiße und Ausgangsstoff verschiedener Hormone (u. a. der Stresshormone Adrenalin und Noradrenalin). Außerdem ist es der Vorläufer der Schilddrüsenhormone Thyroxin und Trijodthyronin. Es steigert die Leistungsfähigkeit, macht wach und fördert schnelle Reaktionen in Stresssituationen.

Selenocystein

Selenocystein ist Bestandteil einiger Eiweiße und Enzyme. Der Körper kann es aus Serin selbst herstellen. Es schützt vor oxidativem Stress und kann so den Alterungsprozess verlangsamen. Selenocystein ist Bestandteil von Dejodase, einem Enzym, das an der Aktivierung und Inaktivierung von Schilddrüsenhormonen beteiligt ist.

Cannabinoide

Cannabinoide sind bestimmte organische Verbindungen, die zwar auch in anderen Pflanzen vorkommen, doch in Hanf ist ihre Konzentration am stärksten. Bis heute wurden mehr als 100 Cannabinoide in der Hanfpflanze entdeckt. Sie finden sich fast ausschließlich in dem Harz, das die weibliche Pflanze ausscheidet. Zu den bekannten Cannabinoiden für die medizinische Verwendung gehören CBC, CBD, CBDa, CBN und THC. Sie alle wirken gegen mehrere Arten von Staphylokokken, die Resistenzen gegenüber Antibiotika entwickelt haben, ein großes Problem in der Medizin. Die genauen Hintergründe dieses Effekts sind allerdings noch nicht erforscht. Cannabinoide wirken antioxidativ, bronchienerweiternd, nerven- und zellschützend. Sie verlangsamen den Alterungsprozess, schützen vor Sonnenbrand und sogar vor Hautkrebs.

CBC

CBC ist die Abkürzung für Cannabichromen, das zweithäufigste Cannabinoid. Wie CBD wirkt es nicht psychoaktiv. Eingesetzt wird es vor allem zur Linderung von Schmerzen. Dabei wirkt es nicht direkt gegen den Schmerz, sondern verstärkt die schmerzhemmende Wirkung von THC. Auch fördert es die Wirkung zahlreicher anderer Cannabinoide. Außerdem verwendet man es zur Beruhigung, bei depressiven Verstimmungen und bei Epilepsie. Eine Studie der Universität von Mississippi aus dem Jahr 1981 belegt die Wirkung von CBC gegen Pilze, Kolibakterien und Staphylokokken. Neuere Studien weisen darauf hin, dass sich CBC positiv auf die Zellerneuerung auswirkt und das Wachstum von Tumoren hemmen kann. Außerdem lindert es Entzündungen im Magen-Darm-Trakt, Schwellungen und Ödeme. Auch auf das Gehirn wirkt CBC positiv: Es verlängert die Lebensfähigkeit zahlreicher verschiedener Zellen und ist an der Heilung von Nervenzellen beteiligt.

CBD

Cannabidiol oder kurz CBD ist ein sehr guter Entzündungshemmer. Man braucht allerdings relativ hohe Dosierungen. Es lindert chronische Schmerzen, Arthritis, Epilepsie, Krämpfe sowie Migräne und beeinflusst die Darmbewegungen.

CBDa

CBDa ist die Abkürzung für CBD-Acid. Es handelt sich um CBD-Säure, die Vorstufe von CBD. CBDa wird eine antiemetische Wirkung zugeschrieben. Das bedeutet, es mindert Brechreiz und verhindert Erbrechen, vor allem bei Chemotherapie-Patienten. Darüber hinaus wirkt es angstlösend, antidepressiv, krampflösend und schmerzlindernd. Laut einer japanischen Studie aus dem Jahr 2017 mindert es die Aggressivität von Brustkrebs. Auch soll es die Entwicklung verschiedener anderer Krebszellen hemmen.

CBDa und CBD ergänzen und verstärken sich gegenseitig in ihrer Wirkung. Ihr therapeutischer Nutzen wird durch weitere Cannabinoide und Terpene noch verstärkt. CBDa für medizinische Zwecke wurde lange unterschätzt. Wie groß und umfangreich sein Potenzial tatsächlich ist, wird noch untersucht.

CBN

Cannabinol, kurz CBN, entwickelt sich, wenn man THC erhitzt oder mit Sauerstoff in Kontakt bringt. Einen besonders hohen CBN-Gehalt haben daher ältere oder oxidierte Cannabisblüten. Cannabinol ist leicht psychoaktiv. Es wirkt ausgesprochen beruhigend, außerdem antibakteriell, entzündungshemmend und krampflösend. Ersten Studien zufolge eignet es sich zur Schmerzlinderung und bei Schlafstörungen.

THC

Tetrahydrocannabinol, abgekürzt THC, ist verantwortlich für die berauschende Wirkung von Cannabis. Bekannt ist THC auch unter dem Namen Dronabinol. Medizinisch verwendet wirkt es antiemetisch (gegen Erbrechen und Übelkeit), appetitanregend, beruhigend, muskelentspannend und schmerzlindernd.

Terpene

Etwa 120 Inhaltsstoffe der Hanfpflanze entfallen auf die ätherischen Öle. Deren Hauptbestandteil sind die Terpene. Sie sorgen u.a. für den charakteristischen Duft einer Pflanze. Außerdem unterstützen sie die positive Wirkung der Cannabinoide auf die Gesundheit. Eine besonders hohe Konzentration von Terpenen findet sich in den Blüten von weiblichen, unbefruchteten Pflanzen.

Terpene dringen ins zentrale Nervensystem ein und wirken dort. Damit haben sie einen großen Vorteil gegenüber pharmazeutischen Wirkstoffen: Deren Moleküle sind zu groß, um die sogenannte Blut-Hirn-Schranke zu überwinden und ins Nervensystem zu gelangen. Die Blut-Hirn-Schranke trennt das Gehirn vom Blut. Sie verhindert, dass giftige Substanzen in das Gehirn gelangen.

Alpha- und Beta-Caryophyllen

Zu den wichtigsten Terpenen der Cannabispflanze gehören Alpha- und Beta-Caryophyllene, das sind Naturstoffe, die häufig in ätherischen Ölen vorkommen. Dem schwarzen Pfeffer etwa verleihen sie sein charakteristisches Aroma.

- Alpha-Caryophyllen wirkt appetitzügelnd, angstlösend und antidepressiv. Außerdem lindert es Arthritis, Blasenentzündungen, Schmerzen, Spastiken und Unwohlsein. Seine antidepressive Wirkung wird noch untersucht.

- Beta-Caryophyllen hat stark antioxidative, entzündungshemmende und schmerzlindernde Eigenschaften. Als einziges Terpen ist es in der Lage, die CB2-Rezeptoren direkt zu aktivieren. Es schützt Nervenzellen und Nervenfasern. Daher eignet es sich besonders gut für die Behandlung von Alzheimer, Demenz, Alkoholismus, Krämpfen, Spasmen, Schmerzen und Nervosität. Beta-Caryophyllen schützt außerdem den Magen und den Verdauungstrakt. Bei Arthritis und Geschwüren wirkt es lindernd. Es beeinflusst die Stressreaktions-Gene. Daher wird vermutet, dass es auch die Lebenserwartung erhöhen kann. In der Krebsbehandlung erhöht Beta-Caryophyllen die Wirksamkeit von Substanzen in der Chemotherapie.

Borneol

Borneol hat ein pfefferminzähnliches Aroma und ähnelt im Geruch dem Kampfer. Es ist ein wichtiger Bestandteil der Traditionellen Chinesischen Medizin, wo es wegen seiner kühlenden Wirkung u.a. gegen Fieber eingesetzt wird. Borneol wirkt antibiotisch, beruhigend, entzündungshemmend, gerinnungshemmend und schützt die Nervenzellen vor strukturellen und funktionellen Schäden.

Limonen

Limonen ist ein sehr wirksames natürliches Antidepressivum. Außerdem wirkt es angstlösend, immunstimulierend, antibakteriell und krebsvorbeugend. Gallensteine können mit Limonen aufgelöst werden. Sodbrennen und Magen-Darm-Beschwerden werden gelindert. Limonen wirkt gegen Bakterien und Pilze.

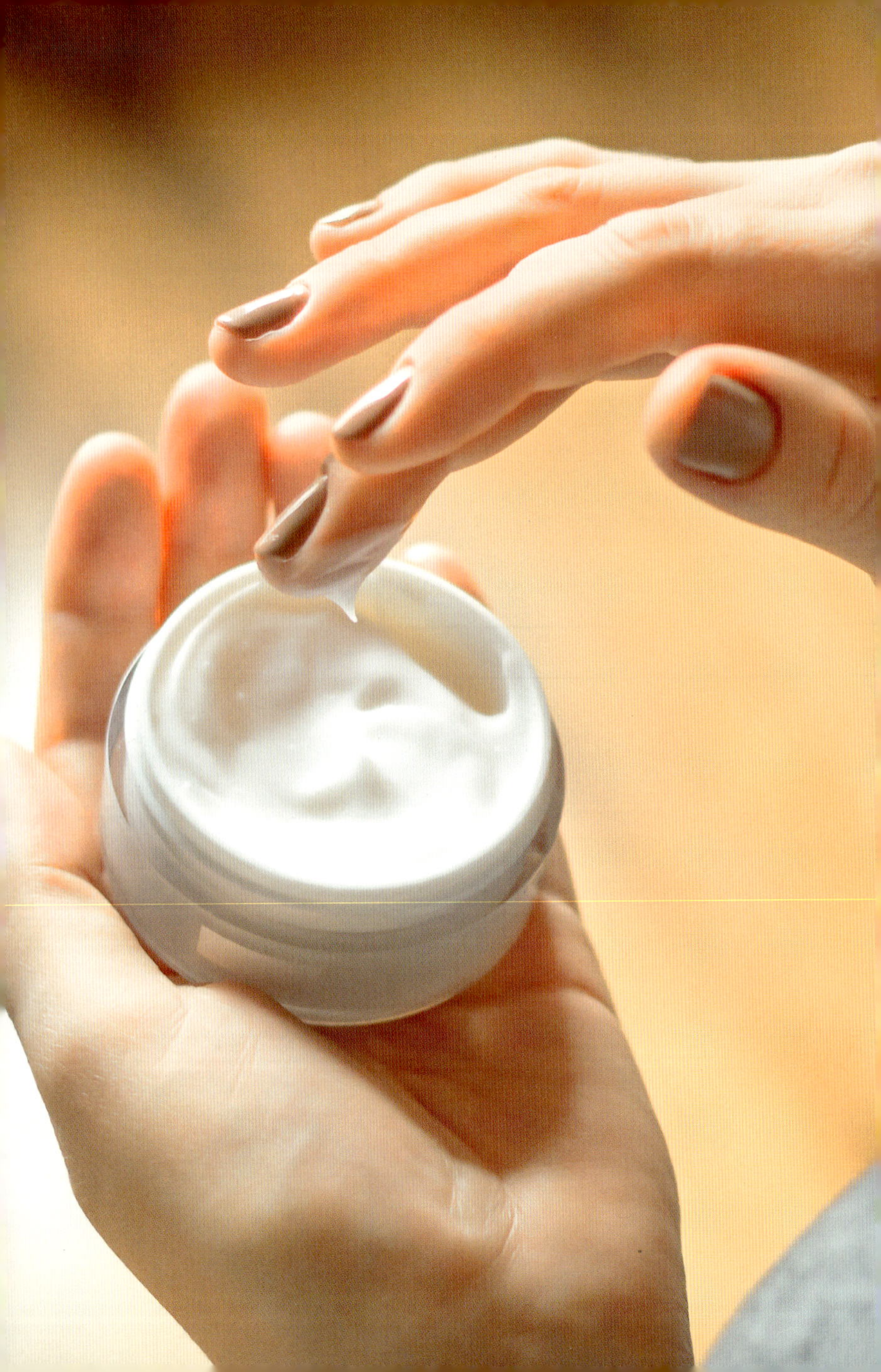

Auch eine krebshemmende Wirkung wird vermutet. Limonen aktiviert Synergien zwischen anderen Terpenen und Cannabinoiden und verstärkt so deren Wirkung. Limonen gehört zu den am häufigsten verwendeten Terpenen in Lebensmitteln und Medikamenten.

Linalool

Der Duftstoff Linalool ist ein natürlicher Bestandteil von Bergamotte-, Geranium-, Rosen- Thymian- und Zitrusölen. Linalool wirkt angstlösend, entzündungshemmend, krampflösend, schmerzlindernd und verbessert das Hautbild von Akne-Patienten. Bei empfindlichen Personen kann es allergische Reaktionen auslösen.

Myrcen

Myrcen wirkt entzündungshemmend, immunregulierend, muskelentspannend und schmerzlindernd. Besonders hilfreich ist es z.B. in der Behandlung von chronischen Schmerzen. Auch Arthrose lässt sich gut mit Myrcen therapieren: Es kann den Knorpelabbau verlangsamen oder sogar stoppen. Myrcen beeinflusst außerdem den Schlaf und die Schlafdauer und verbessert so das Wohlbefinden von Schmerzpatienten.

Carotinoide

Hanf enthält reichlich Carotinoide, sekundäre Pflanzenstoffe, die im Körper in Vitamin A umgewandelt werden. Wichtig sind sie u.a. für die Immunabwehr. Sie verlangsamen den Alterungsprozess der Haut, stärken Herz und Kreislauf, verhindern Arterienverkalkung und senken den Cholesterinspiegel. Den Carotinoiden verdankt das CBD-Öl seine goldgelbe Farbe.

Chlorophyll

Chlorophyll, auch als Blattgrün bekannt, ist ein Bestandteil des CBD-Öls. Es ist der Farbstoff, der die Pflanzen grün färbt. Chlorophyll kommt in allen Pflanzen vor, die Photosynthese betreiben. Es unterstützt die Atmung, Entgiftung und Reinigung der Zellen

Flavonoide

Auch Flavonoide zählen zu den sekundären Pflanzenstoffen. Bisher hat man über 20 von ihnen in Hanf entdeckt. Sie wirken antioxidativ, lindern Entzündungen, stärken das Immunsystem und senken den Blutdruck. Außerdem sollen sie vor zahlreichen Krankheiten schützen, darunter Alzheimer, Herz-Kreislauf-Erkrankungen und Krebs. In der Naturheilkunde verwendet man sie bei Allergien, Durchblutungsstörungen, Depressionen, Herz- und Leberbeschwerden und als Venenmittel zur Vorbeugung von Ödemen.

Mineralstoffe und Spurenelemente

Aus den in Hanf nachgewiesenen Mineralstoffen und Spurenelementen beziehen wir zwar keine Energie, dennoch sind diese Stoffe lebensnotwendig. Der Aufbau von Gewebe, Knochen und Zähnen zum Beispiel funktioniert nicht ohne sie.

Calcium

Zusammen mit Phosphat benötigt der Körper Calcium zum Aufbau der Knochen. Es ist Hauptbestandteil von Knochen, Knochenhüllen und Zähnen. Calcium ist außerdem beteiligt an der Erregung von Muskeln und Nerven, am Stärkestoffwechsel, an der Zellteilung sowie an der Aktivierung einiger Hormone und Enzyme. Es dient als Bindemittel für den Eiweißaufbau in den

Zellen, gibt den elastischen Fasern die Fähigkeit, sich zu dehnen und wieder zusammenzuziehen, und es wirkt blutbildend.

Eisen

Die wichtigste Funktion von Eisen ist das Binden von Sauerstoff an das Hämoglobin der roten Blutkörperchen. So wird der Sauerstoff aus den Lungenbläschen mithilfe des Blutstroms zu den Körperzellen transportiert. Außerdem ist Eisen wichtig für das Immunsystem und für die Arbeit der Muskeln.

Kalium

Als Elektrolyt ist Kalium wesentlich beteiligt an der Aufrechterhaltung des osmotischen Drucks in den Körperzellen und dadurch an der Regulierung des Wasserhaushalts. Es wird benötigt für die Ausschüttung von Hormonen, die Freisetzung der Magensäure, die Herstellung von körpereigenem Eiweiß und die Sicherung der normalen Reizbarkeit von Muskeln und Nerven. Außerdem steigert es die Aktivität einiger Enzyme und fördert die Gewebeatmung sowie den Abbau von Stärke (Glykolyse) und Fett (Lipolyse).

Kupfer

Kupfer wirkt mit an der Freisetzung von Hormonen im Körper, hilft beim Wachstum und bei der Knochenbildung. Es ist wichtig für die Zähne, für das Herz und für ein gut funktionierendes Immunsystem.

Magnesium

Magnesium hat zahlreiche bedeutsame Funktionen im menschlichen Organismus. Es ist essenziell für alle Zellen, Gewebe und

Organe. Benötigt wird es u.a. für die Erregungsleitung des Nervensystems und dadurch für die Arbeit der Muskeln, für den Energiestoffwechsel, für die Herstellung von Eiweißen, von Nukleinsäuren und damit für die Erbsubstanz. Außerdem fungiert es als Coenzym für über 300 Enzyme. Es regelt Atmung, Blutdruck, Herztätigkeit und Verdauung und reguliert den Fettstoffwechsel.

Mangan

Mangan hilft im Körper u.a. mit, Bindegewebe aufzubauen, Harnstoff zu bilden sowie körpereigene Eiweiße und Fettsäuren zu produzieren. Es hält den Blutzuckerspiegel stabil und spielt eine Rolle bei der Herstellung des Pigments Melanin sowie des Botenstoffs Dopamin.

Natrium

Zusammen mit Kalium spielt Natrium eine maßgebliche Rolle bei der Regulierung des körpereigenen Flüssigkeitshaushalts, bei der Nervenleitung und bei der Muskelkontraktion. Es ist entscheidend für die Aufrechterhaltung des normalen Säure-Basen-Gleichgewichts der Körperflüssigkeiten. Natrium ist außerdem beteiligt an der Neubildung der roten Blutkörperchen und wird (zusammen mit Calcium phosphoricum) für die Bildung neuer Zellen benötigt, ebenso für die Stabilisierung von Knochen und Zellwänden. Es ist wichtig für das Ausscheiden von Fremdstoffen und metallischen Giften.

Phosphor

Phosphor findet sich im menschlichen Körper nur in Form von Phosphat. Dieses dient als Baustoff für Knochen und Zähne.

Phosphate sind auch beteiligt am Energiestoffwechsel, am Säure-Basen-Gleichgewicht des Bluts sowie an der Wirkung von Hormonen. Phosphor ist lebensnotwendig für alle Lebewesen und bedeutsam für Aufbau und Funktion des Organismus und der DNA.

Zink

Zink ist für zahlreiche Stoffwechselvorgänge im Körper unerlässlich, wie z.B. die Herstellung und den Abbau von Eiweißen, Fetten und Kohlenhydraten. Es hat Einfluss auf die Augen, das Geschmacksempfinden, die Haut, das Immunsystem, den Säure-Basen-Haushalt des Blutes und die Wirkung verschiedener Hormone. Auch für die Regulierung des Blutzuckerspiegels ist Zink verantwortlich.

Omega-3-Fettsäuren

Als mehrfach ungesättigte Fettsäuren sind Omega-3-Fettsäuren essenziell für den Stoffwechsel. Sie unterstützen die Zellteilung, bilden Vorstufen von Hormonen, steigern die Immunabwehr und lindern Entzündungen. Für die Zellmembranen bilden sie die Bausteine, die Zellhüllen halten sie geschmeidig. Vor allem in den Samen der Hanfpflanze sind Omega-3-Fettsäuren reichlich enthalten. Die drei wichtigsten sind:

Alpha-Linolensäure (ALA)

Sie ist wesentlich für die normale Entwicklung von Gehirn- und Nervenzellen. Außerdem sorgt sie für die Feuchtigkeit und den Schutz von Haut und Schleimhäuten. Für einen ausgeglichenen Cholesterinspiegel ist ALA ebenfalls von Bedeutung.

Eicosapentaensäure (EPA)
Zusammen mit Docosahexaensäure trägt EPA zu einer normalen Herzfunktion bei. Sie hilft bei körperlicher und seelischer Belastung und wirkt sich positiv auf die Stimmung aus.

Docosahexaensäure (DHA)
Zusammen mit Eicosapentaensäure trägt DHA zu einer normalen Herzfunktion bei. Außerdem ist DHA verantwortlich für eine normale Hirnfunktion, für die Konzentration und für die Sehkraft.

Omega-6-Fettsäuren

Wie Omega-3-Fettsäuren gehören auch die Omega-6-Fettsäuren zu den mehrfach ungesättigten Fettsäuren. Zum Teil sind sie essenziell, müssen also über die Nahrung zugeführt werden. Auch hier punkten die Samen der Hanfpflanze als wertvolle Lieferanten. Die drei wichtigsten Omega-6-Fettsäuren sind:

Arachidonsäure
Sie ist Bestandteil der Zellmembran. Aus Arachidonsäure stellt der Körper hormonähnliche Substanzen (Eicosanoide) her. Sie wirken als Immunmodulatoren und Neurotransmitter.

Gamma-Linolensäure
Sie wirkt entzündungshemmend und blutdrucksenkend und ist für die Reizweiterleitung im Nervensystem, für die Regulierung der Hormonausschüttung und die Menge der Absonderung von Magensäure von Bedeutung. Außerdem verbessert sie das Hautbild.

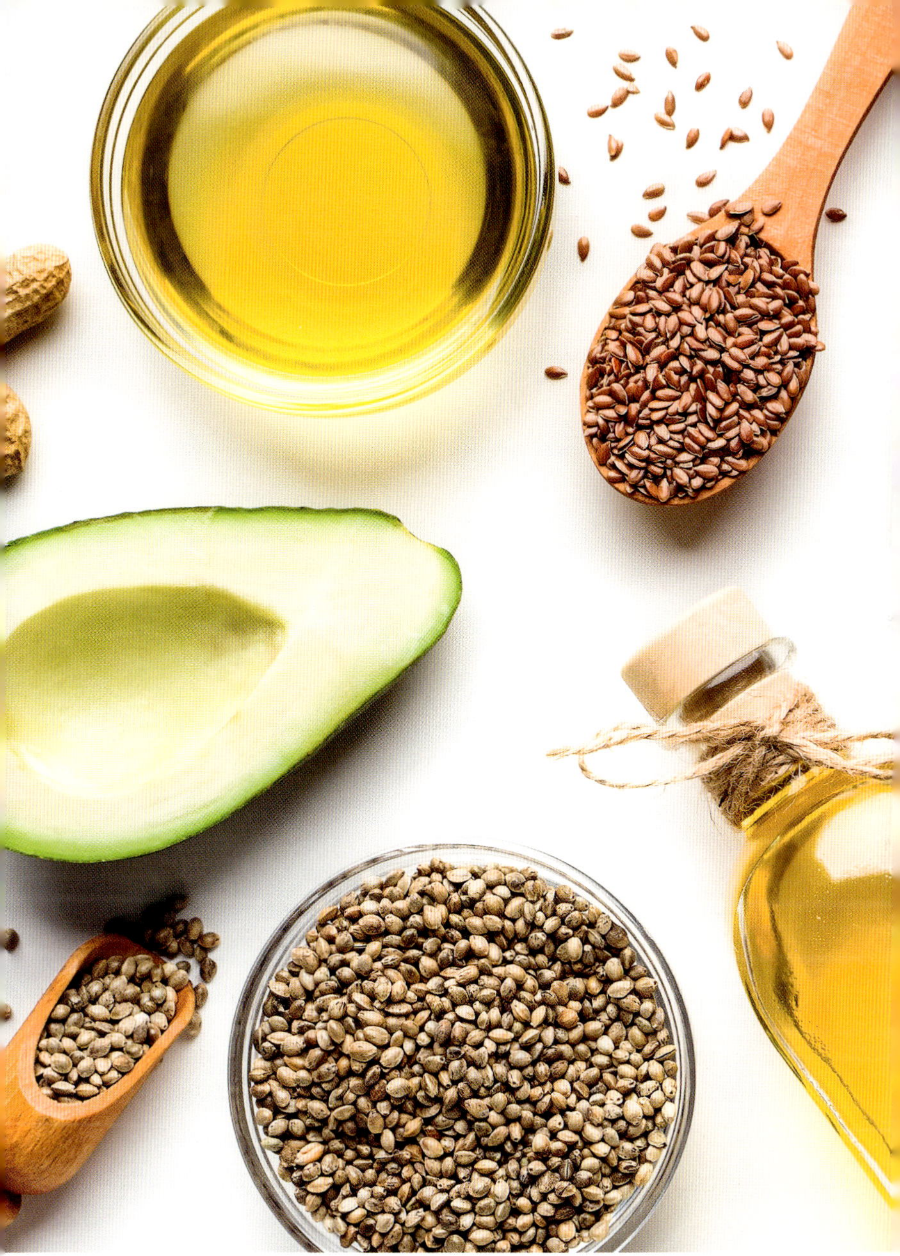

^ Hanf ist ein hervorragender Lieferant von Omega-6-Fettsäuren.

Linolsäure

Linolsäure ist ein wichtiger Bestandteil der Fettsäuren der Haut. Sie trägt dazu bei, den Wasserhaushalt zu regulieren, wirkt gegen Hautreizungen und Altersflecken.

Vitamine

Nicht zuletzt stecken in Hanf auch viele gesunde Vitamine. Vitamine benötigen wir für lebenswichtige Funktionen wie das Immunsystem sowie für den Aufbau von Zellen, Blutkörperchen, Knochen und Zähnen.

Vitamin B_1 (Thiamin)

Vitamin B_1 ist unentbehrlich für den Körper, besonders für die Funktion des Nervensystems. Es wirkt sich auf sämtliche Gehirn- und Nervenfunktionen aus sowie auf das Herz und die Verdauung. Außerdem spielt es eine wichtige Rolle im Kohlenhydrat- und Fettstoffwechsel.

Vitamin B_2 (Riboflavin)

Vitamin B_2 wird benötigt für die Schleimhäute in Mund, Nase, Rachen und Magen-Darm-Trakt. Es ist notwendig für das Sehen in der Dunkelheit und wirkt vorbeugend gegen Grauen Star.

Vitamin B_6 (Pyridoxin)

Vitamin B_6 ist wichtig für die Umwandlung und Verwendung von Eiweißstoffen, für die Regulierung des Energie- und Fettstoffwechsels sowie den Aufbau und den Schutz von Nervenverbindungen. Es fördert die Aktivität der Hormone und ist beteiligt an der Bildung des roten Blutfarbstoffs.

Vitamin B_9 (Folsäure)
Vitamin B_9 ist essenziell für die Bildung der roten Blutkörperchen, für Wachstumsprozesse und die Zellteilung. In der Schwangerschaft hilft es, Fehlbildungen beim Baby vorzubeugen.

Vitamin E (Tocopherol)
Vitamin E schützt die Zellen und wird u.a. zur Abwehr von freien Radikalen benötigt.

Samen, Mehl & Co – welche Nährstoffe stecken wo?

Hanf kann man in vielfältiger Form zu sich nehmen. Egal, ob Sie Öl, Mehl, Protein oder Samen verwenden – Sie tun in jedem Fall etwas für Ihre Gesundheit. Doch in welchen Hanfprodukten befinden sich die wichtigsten Nährstoffe der Pflanze eigentlich?

CBD-Öl

Die Basis von CBD-Öl ist kalt gepresstes Hanföl. Es wird aus den Blüten und Blättern der weiblichen Nutzhanfpflanze extrahiert. Dabei bleibt die gesamte Menge der Wirkstoffe erhalten. Außerdem enthält das Öl Cannabinoide, Carotinoide, Chlorophyll und Gamma-Linolensäure.

Hanfmehl

100 g Hanfmehl haben 284 kcal, enthalten 31 g Eiweiß und 51 g Ballaststoffe. Die Menge deckt den gesamten Tagesbedarf eines Erwachsenen an Zink sowie ein Viertel des Tagesbedarfs an Kalium. Mit 80 g Hanfmehl erhalten Sie die täglich benötigten

Mengen an Vitamin B_1 und Eisen, mit 70 g die benötigte Menge Magnesium.

Hanfnüsse

siehe Hanfsamen

Hanföl

siehe Hanfsamenöl

Hanfprotein

100 g Hanfprotein haben 385 kcal, enthalten 47 g Eiweiß, 14 g Fett und 24 g Ballaststoffe. Außerdem die Vitamine B_1, B_6 und B_9 sowie Eisen, Magnesium und Zink.

Hanfsamen, geschält

100 g geschälte Hanfsamen haben 600 kcal, enthalten 30 g Eiweiß und 51 g Fett. Sie decken ein Drittel des Tagesbedarfs eines Erwachsenen an Vitamin E. 50 g genügen bereits, um die täglich benötigte Menge an Magnesium zu sich zu nehmen, 40 g für die Tagesmenge an Kalium. Außerdem enthalten die Samen die Vitamine B_1 und B_6, zusätzlich Calcium und Eisen.

Hanfsamen, ungeschält

100 g ungeschälte Hanfsamen haben 477 kcal, enthalten 21 g Eiweiß und 34 g Fett. Sie decken den kompletten Tagesbedarf eines Erwachsenen an Vitamin E. Schon 30 g liefern die täglich benötigte Menge an Magnesium. Außerdem enthalten ungeschälte Hanfsamen die Vitamine B_1 und B_6, Calcium und Eisen.

Hanfsamenöl

Hanfsamenöl hat keinen oder nur einen minimalen Anteil an THC. 100 ml liefern 837 kcal, enthalten 0,5 g Eiweiß und 93 g Fett. In Hanfsamenöl stecken die Vitamine B_1, B_2 und E, des Weiteren Calcium, Eisen, Kalium, Kupfer (in geringer Menge), Magnesium, Mangan, Natrium, Phosphor und Zink. Wertvoll ist das Öl auch als Lieferant von Omega-3- und Omega-6-Fettsäuren. Die grünliche Farbe des Öls entsteht durch den hohen Anteil an Chlorophyll.

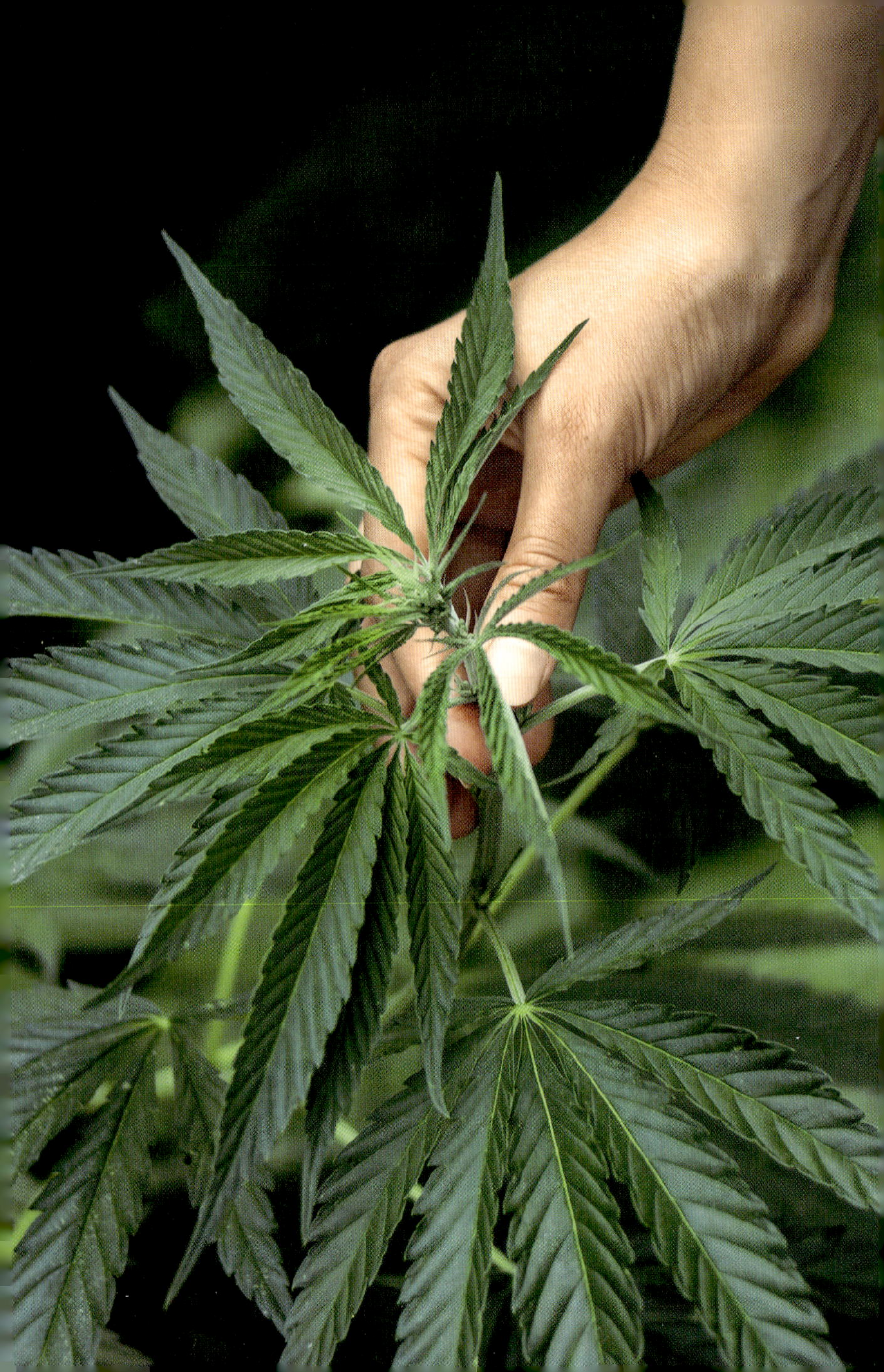

Aus der Praxis: Heilen mit Hanf

Was wäre, wenn ein Fläschchen CBD-Öl dein Leben zum Besseren verändern könnte?

(Verfasser unbekannt)

Sind Sie neugierig geworden, wie Sie die vielen gesunden Inhaltsstoffe des Hanfs nutzen können? Dann lade ich Sie zu diesem Kapitel ein: Hier zeige ich Ihnen praktische Anwendungen von Hanf für die Gesundheit von Körper und Seele. Außerdem stelle ich Ihnen Erste-Hilfe-Rezepte gegen Schmerzen vor, die sich gut zur Selbstbehandlung eignen. Auch die Schönheit kommt nicht zu kurz – CBD-Salben oder -Öl können bei Hautproblemen helfen, und Hanfsamenöl ist nahezu unschlagbar, wenn es um die Pflege von Haut und Haaren geht.

Was Sie vor der Selbstbehandlung wissen müssen

Aber Achtung: Vor der Verwendung von Hanfprodukten lesen Sie bitte aufmerksam die folgenden wichtigen Hinweise u.a. zu Neben- und Wechselwirkungen, Gegenanzeigen und Dosierung. So sind Sie auf der sicheren Seite und können Hanf bedenkenlos für Ihre Gesundheit einsetzen.

❮ Hanfblätter sind dunkel- oder hellgrün, selten auch rötlich.

Bezug von Hanfprodukten

Wenn Sie Hanf als frei verkäufliches Nahrungsergänzungsmittel verwenden, erzielen Sie eine optimale Wirkung durch die Kombination verschiedener Produkte. Die Verträglichkeit von Produkten und Mengen sollte täglich kontrolliert werden. So können Sie die für Sie beste Mischung herausfinden und Überdosierungen und Nebenwirkungen vermeiden.

Bei einer Langzeitanwendung von medizinischem Cannabis sind weder eine Abhängigkeit noch starke Nebenwirkungen zu befürchten, wenn die Präparate fachgerecht und in normaler Dosierung angewendet werden.

Doch nicht alle Hanfprodukte bzw. -wirkstoffe sind frei verkäuflich. Einige gelten als Arzneimittel und sind verschreibungspflichtig. Ob und welche Mittel Sie verwenden, besprechen Sie am besten mit Ihrem Arzt.

Canemes®

Canemes® verschreibt der Arzt in Form von Kapseln, wenn der Patient auf andere Medikamente gegen Übelkeit nicht anspricht.

CBC

Einzeln kann man CBC nicht kaufen. Es ist aber Bestandteil von CBD-Cremes, -Salben und -Ölen. Wenn Sie auf Nummer sicher gehen wollen, fragen Sie nach dem CBC-Gehalt des jeweiligen Produkts.

CBD

CBD gibt es in verschiedenen Formen: als Creme, Öl, Kapseln, Salbe oder Tropfen, auch als Kaugummi oder Pollen. Sie bekommen es im Onlinehandel, in Reformhäusern und in manchen Drogeriemärkten. Personen über 18 Jahre können CBD legal und ohne Rezept in der Apotheke kaufen.

Bei Produkten aus dem Ausland achten Sie unbedingt auf die Konzentration. In vielen Ländern sind höhere Grenzwerte als in Deutschland erlaubt. Vor allem in der Schweiz. Der dort zugelassene THC-Wert ist der höchste in Europa.

CBDa

Als nicht psychoaktive Substanz ist CBDa frei im Handel verfügbar, meist in Form von Öl oder Tropfen. Achtung: Es ist sehr hitzeempfindlich und sollte daher kühl und dunkel gelagert werden.

CBN

CBN ist im Onlinehandel erhältlich. Die Sicherheit und Zuverlässigkeit von CBN-Produkten ist gewährleistet, wenn sie aus Bio-Hanf isoliert und mit modernen Techniken extrahiert wurden. So kann der THC-Gehalt auf ein Minimum reduziert werden.

Dronabinol

Der vollständige Name lautet Delta-9-Tetrahydrocannabinol. Dronabinol ist verschreibungspflichtig. Gewonnen wird es aus dem Extrakt der Hanfpflanze. Man bekommt Dronabinol als sogenannte Rezeptarznei in der Apotheke, das heißt, der Apotheker stellt nach Vorlage eines ärztlichen Rezepts eine Einzelanfertigung in der benötigten Dosierung her.

Marinol®

Das ist der Name eines verschreibungspflichtigen Fertigarzneimittels. Es ist in Deutschland und in Österreich zugelassen. Der Hauptwirkstoff Nabilon (synthetisch hergestelltes THC) wirkt um ein Vielfaches stärker als Dronabinol. Marinol® gibt es in Form von Kapseln in der Apotheke.

Sativex®

Es ist in Deutschland, Österreich und der Schweiz als verschreibungspflichtiges Spray erhältlich. Der Wirkstoff ist eine Mischung aus Pflanzenextrakten mit Namen Nabiximols®. Die Mischung besteht aus THC und CBD, in Alkohol gelöst.

Die Kosten für die verschreibungspflichtigen Fertigarzneimittel Canemes®, Marinol® und Sativex® werden in der Regel von den gesetzlichen Krankenkassen übernommen.

Nebenwirkungen und Wechselwirkungen

In der überwiegenden Zahl der Fälle treten bei der medizinischen Anwendung von Cannabis nur leichte Nebenwirkungen auf: ein trockener Mund, gerötete Augen, niedriger Blutdruck, Schwindel, Benommenheit, Herzklopfen oder Schläfrigkeit. Die Nebenwirkungen fallen von Person zu Person verschieden aus und sind abhängig u.a. von Geschlecht, Alter, Größe und Gewicht. Bei den meisten Patienten verschwinden sie im Laufe der Therapie.

Bei der medizinischen Anwendung von Cannabis darf kein Alkohol getrunken werden. Die Folge kann eine stark verminderte Reaktionsfähigkeit sein. Überdies kann medizinisches Cannabis die Wirkung von Medikamenten verstärken oder abschwächen. Die Einnahme sollte daher immer mit einem Arzt besprochen werden.

Wenn Sie bei der Verwendung von Hanf gleichzeitig die folgenden Medikamente zu sich nehmen, kann es zu teils starken Wechselwirkungen kommen:

- Clobazam (Neuroleptikum)
- Diclofenac (Schmerzmittel)
- Haloperidol (Neuroleptikum)
- Marcumar (Gerinnungshemmer)
- Omeprazol (Säurehemmer)
- Pantoprazol (Säurehemmer)
- Risperidon (Neuroleptikum)
- Warfarin (Gerinnungshemmer)

Das gilt ebenfalls für die Aminosäure L-Tryptophan und das Hormon Melatonin. Auch bei diesen Pflanzen ist Vorsicht geboten:

- Hopfen
- Johanniskraut
- Katzenminze
- Kava (Rauschpfeffer)

Gegenanzeigen

Patienten mit schweren Herz-Kreislauf-Erkrankungen, Lebererkrankungen oder Schizophrenie sollten sicherheitshalber kein medizinisches Cannabis einnehmen. Ebenso schwangere oder stillende Frauen sowie Kinder.

Anwendung und Dosierung von CBD-Öl

Die häufigste Darreichungsform von Cannabidiol ist das CBD-Öl. Es wird unter die Zunge getropft und über die Mundschleimhaut aufgenommen. Nach einer Minute kann man es schlucken. Verzichten Sie im Anschluss daran für 20 bis 30 Minuten auf Essen und Trinken.

Was die benötigte Menge angeht, gibt es viele unterschiedliche Meinungen. Als Faustregel können Sie sich an dieser Dosierung orientieren:

- Erwachsene beginnen mit 1 × 2 Tropfen CBD-Öl täglich. Die Menge kann wöchentlich erhöht werden, bis die gewünschte Wirkung eintritt. Je nach Intensität der Beschwerden verwendet man ein 5- oder ein 10-prozentiges CBD-Öl. Die Einnahmemenge besprechen Sie im Einzelfall am besten mit Ihrem Arzt.
- Zur Behandlung von Schmerzen empfiehlt sich ein 5-prozentiges Öl bei leichten und mittleren Schmerzen. 2 × 2 Tropfen täglich als Anfangsdosis.
- Bei starken Schmerzen verwendet man am besten ein 10-prozentiges Öl und beginnt mit 2 × 3 Tropfen täglich. Die Dosis kann wöchentlich erhöht werden, bis eine Besserung eintritt.
- Bei Einreibungen der schmerzenden Stellen beginnt man mit einem Tropfen und steigert langsam, bis die Schmerzen nachlassen.

CBD-Öl können Sie 14–18 Monate lagern. Steht es kühl und dunkel, hält es auch bis zu 2 Jahre.

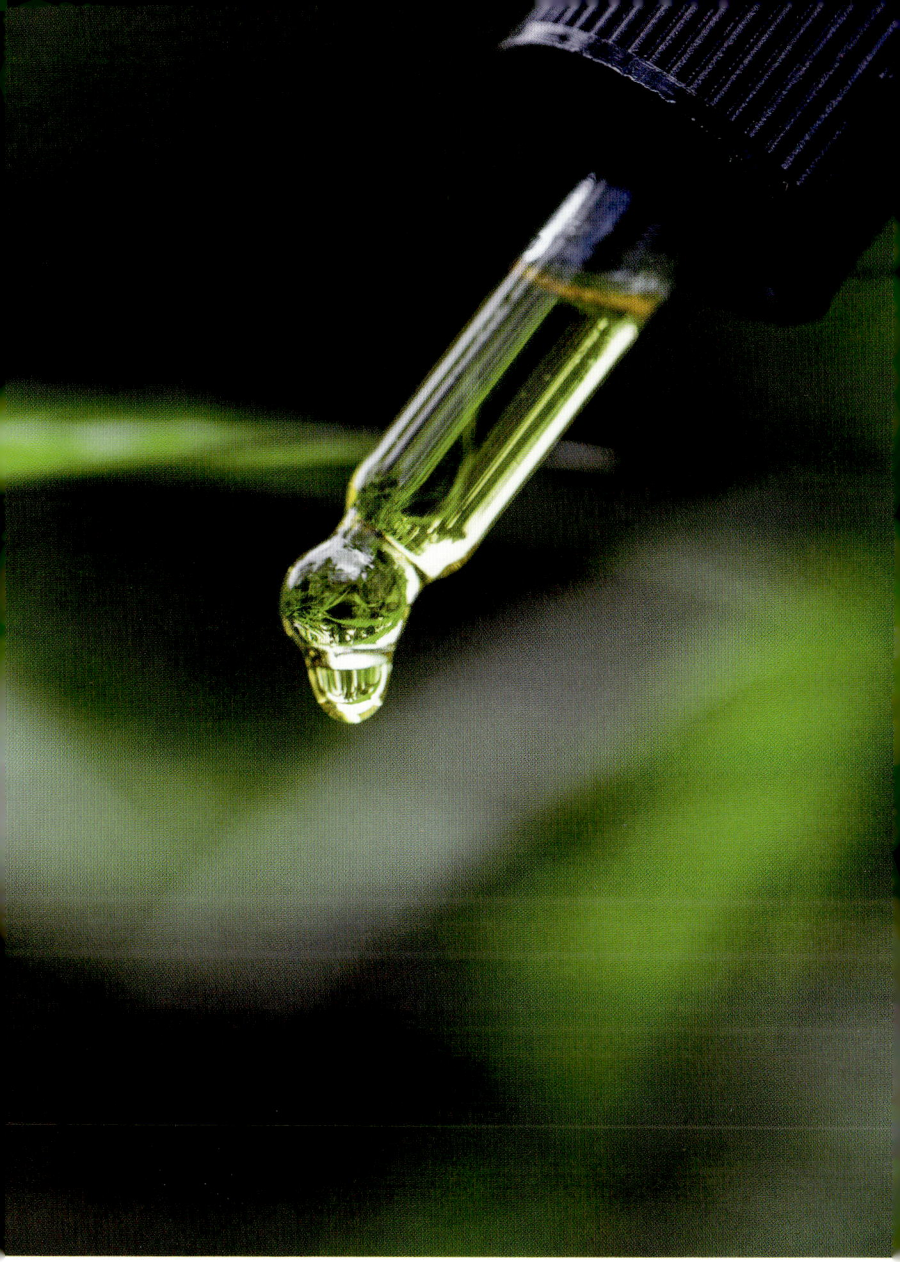

^ Die empfohlene Anfangsdosis für CBD-Öl: 1× 2 Tropfen täglich

Krankheiten behandeln mit CBD

Begleitend zur ärztlichen Therapie, lassen sich viele Krankheiten und Beschwerden erfolgreich mit CBD bzw. CBD-Öl behandeln. Die möglichen Anwendungsbereiche sind alphabetisch aufgelistet, zu manchen stehen allerdings genauere Studien noch aus.

Generell wirkt CBD über das Endocannabinoid-System, ein wesentlicher Bestandteil unseres Nervensystems. Die Cannabinoide des Hanfs binden sich an sogenannte Rezeptoren, das sind Zellen oder Zellbestandteile, die bestimmte Reize aufnehmen und in Erregung umwandeln können, und aktivieren sie. Das ermöglicht dem Körper, sehr schnell auf diese Reize zu reagieren und das Gleichgewicht wiederherzustellen.

Allergien

CBD-Öl wirkt als natürliches Antihistaminikum. Es lindert allergische Beschwerden wie eine verstopfte Nase, geschwollene Schleimhäute und Hustenreiz.

Alzheimer und Demenz

Wie genau CBD hier eingreift, ist noch nicht erforscht. Man vermutet, dass es die Nerven schützt und das Wachstum von Nervengewebe anregt.

Arthritis

CBD-Öl lindert die Schmerzen und wirkt gegen die Entzündung. Die Beweglichkeit wird verbessert. Es sollte sowohl eingenommen als auch äußerlich angewendet werden.

Arthrose

Es gibt Hinweise darauf, dass Cannabinoide die Schmerzen lindern, die Entzündungswerte senken und die Schädigung der Nerven reduzieren können. Studien dazu stehen allerdings noch aus. CBD-Öl kann innerlich eingenommen werden, kombiniert mit einer äußerlichen Behandlung der betroffenen Gelenke.

Bluthochdruck

Ersten Studien zufolge kann CBD den arteriellen Blutdruck senken. Weitere Untersuchungen stehen aber noch aus.

Diabetes

Die entzündungshemmende Wirkung von CBD lässt den Schluss zu, dass es Diabetes-Symptome lindern kann. Es gibt jedoch noch keine Studien dazu.

Epilepsie

CBD-Öl beruhigt, entspannt und löst die Angst. Vermutlich mindert es auch die Häufigkeit der Anfälle. Entzündungen im Nervengewebe, die mitverantwortlich für die Anfälle sind, werden gelindert. Außerdem verbessert CBD die Aktivität des Neurotransmitters GABA, der beruhigend wirkt. So kann elektrische Aktivität im Gehirn verhindert werden.

Fibromyalgie

CBD kann vermutlich die Aktivität bestimmter Gehirnzellen verringern. Sie spielen eine bedeutende Rolle bei der Fibromyalgie. Studien stehen allerdings noch aus.

Knochengesundheit

CBD-Öl erhöht die Stabilität der Knochen. Außerdem beschleunigt es den Heilungsprozess nach Knochenbrüchen.

Menstruationsbeschwerden

CBD-Öl beruhigt, entspannt und wirkt schmerzlindernd.

Migräne

CBD-Öl kann den Verlauf positiv beeinflussen. Es wirkt brechreizhemmend, entzündungshemmend und schmerzlindernd.

Morbus Crohn

CBD-Öl wirkt entzündungshemmend, krampflösend und schmerzlindernd. Es vermindert die Nebenwirkungen von Kortison, vor allem Kopfschmerzen und Kreislaufbeschwerden.

Parkinson

CBD-Öl kann Schmerzen abschwächen, Entzündungen reduzieren, Krämpfe lösen und die motorischen Symptome verbessern. Studien zeigen Erfolge bei einer Dosierung von 100–800 mg Cannabidiol täglich, sublingual (unter der Zunge) verabreicht.

PMS

Die Einnahme von CBD-Öl über den Tag verteilt kann Symptome wie Schmerzen, Erschöpfung, Übelkeit, Spannungsgefühle und Krämpfe nachhaltig mildern.

Reizdarm

CBD-Öl wirkt beruhigend, entzündungshemmend und krampflösend.

Rheuma

Es wird vermutet, dass CBD-Öl fehlgeleitete Immunprozesse korrigieren sowie Schmerzen und Entzündungen verringern kann.

Schlafstörungen

Mit seiner beruhigenden und entspannenden Wirkung hilft CBD-Öl beim Ein- und Durchschlafen.

Wechseljahresbeschwerden

CBD-Öl erhöht den Spiegel von Anandamid, einem körpereigenen Endocannabinoid, das die Körpertemperatur beeinflusst. Hitzewallungen werden so reduziert. Außerdem kann das Öl Stimmungsschwankungen ausgleichen.

CBD-Öl für die Seele

Ganz allgemein wirkt CBD-Öl angstlösend und beruhigend. Vermutlich kann es die Botenstoffe Serotonin und Dopamin im Nervensystem besser übertragen. Als Folge davon werden Reize besser gefiltert und die Reaktionen des vegetativen Nervensystems besser gesteuert. Auch die Konzentrationsfähigkeit kann durch die Gabe von CBD-Öl verbessert werden.

Einnahme: Die Dosierung ist von vielen verschiedenen Faktoren abhängig. Als Faustregel gilt: Im akuten Fall 20–25 mg CBD-Öl täglich einnehmen.

Angststörungen

Anwender berichten von einer deutlichen Abnahme von Angststörungen und Phobien bei einer regelmäßigen Einnahme von CBD-Öl. Studien dazu stehen allerdings noch aus.

Depressionen

CBD-Öl kann die Symptome lindern und hat im Gegensatz zu herkömmlichen Antidepressiva keine Nebenwirkungen. Es macht nicht abhängig.

Nervosität

CBD-Öl beruhigt und entspannt. Es lindert auch Begleitsymptome wie Herzklopfen oder Schweißausbrüche.

Stimmungsschwankungen

CBD-Öl kann man sowohl vorbeugend als auch zur Behandlung von Stimmungsschwankungen einnehmen. Es wirkt beruhigend und ausgleichend.

Stress

CBD-Öl senkt den Stresslevel. Vermutlich hemmt es die Ausschüttung von Adrenalin.

Traumafolgen

Bei der Behandlung von Traumafolgen kann CBD-Öl unterstützend eingesetzt werden. Es verringert das Auslösen von Erinnerungen durch Trigger, beruhigt die Nerven, entspannt und trägt so zur Verarbeitung bei.

Erste Hilfe bei Schmerzen

Auch gegen akute Schmerzen eignet sich CBD-Öl wirkungsvoll. In der angegebenen Dosierung können Sie es bedenkenlos für die Selbstbehandlung verwenden.

Einnahme: Bei akuten Schmerzen 1–2 Tropfen CBD-Öl täglich einnehmen. Wenn erforderlich, auch äußerlich 1–2 Tropfen auftragen. Nach Bedarf die Menge langsam steigern, bis eine Besserung eintritt.

Halsschmerzen

CBD-Öl wirkt schmerzlindernd und unterstützt das Immunsystem gegen die Entzündung.

Ischiasbeschwerden

CBD-Öl bekämpft die Entzündung und stillt die Schmerzen. Außerdem entspannt es die Muskulatur.

Kopfschmerzen

CBD-Öl wirkt beruhigend bei durch Stress verursachtem Kopfschmerz, es lindert und entspannt.

Menstruationsschmerzen

CBD-Öl wirkt entspannend, krampflösend und schmerzlindernd.

Muskelkater

CBD-Öl wirkt entspannend, entzündungshemmend und schmerzlindernd.

Nackenverspannungen

CBD-Öl entspannt, mildert den Schmerz und wirkt positiv auf verhärtete Muskeln.

Ohrenschmerzen

CBD-Öl wirkt entspannend, entzündungshemmend und schmerzlindernd.

Rückenschmerzen

CBD-Öl wirkt entkrampfend, entspannend, entzündungshemmend und schmerzlindernd.

CBD für die Haut

CBD-Öl entfaltet ebenfalls auf der Haut seine entzündungshemmende Wirkung. Bei Hautkrankheiten lässt es sich gut zur Unterstützung der ärztlichen Behandlung anwenden.

Akne

CBD lindert die Entzündungen und vermindert die Talgproduktion. Am wirksamsten ist eine Kombination aus CBD-Salben für die äußere Anwendung und CBD-Öl innerlich.

Haarausfall

Unterstützend zur ärztlichen Behandlung einmal täglich 2 Tropfen CBD-Öl auf der Kopfhaut verteilen und einmassieren. CBD-Öl steigert die Durchblutung der Kopfhaut und wirkt beruhigend. Wie genau es dem Haarausfall entgegenwirkt, ist allerdings noch nicht erforscht.

Neurodermitis

CBD-Salben lindern Ekzeme, Juckreiz, Rötung, Schuppen und verdickte Haut. Auch die Nebenwirkungen von Kortison werden abgemildert. Oft kann die verordnete Kortisonmenge reduziert werden. Die Salbe regelmäßig morgens und abends auf die betroffenen Stellen auftragen. Das Öl wirkt entzündungshemmend und unterstützt den Heilungsprozess der Haut.

Schuppenflechte

CBD-Öl kann als Hautpflegemittel verwendet werden. Es wirkt entzündungshemmend und immunregulierend. Außerdem verringert es die Überproduktion von Hautzellen. Die betroffenen Stellen mit dem Öl beträufeln. Mit einem Tropfen täglich beginnen.

Schönheitsrezepte mit Hanfsamenöl

In Hanf steckt nicht nur eine positive Wirkung auf Körper und Seele, sondern auch eine überraschende Beauty-Kraft! Denn Hanfsamenöl wirkt nährend und aufbauend auf Haut und Haare, versorgt das Haar mit Feuchtigkeit und verleiht dünnem Haar mehr Volumen. Die Haut wird natürlich gestrafft und durchfeuchtet. Probieren Sie es aus – die hier aufgeführten Rezepte lassen sich zu Hause spielend leicht anwenden.

Hanfsamenöl für Augenbrauen und Wimpern

› 1–2 Tropfen Hanfsamenöl für die tägliche Pflege von Augenbrauen und Wimpern verwenden.

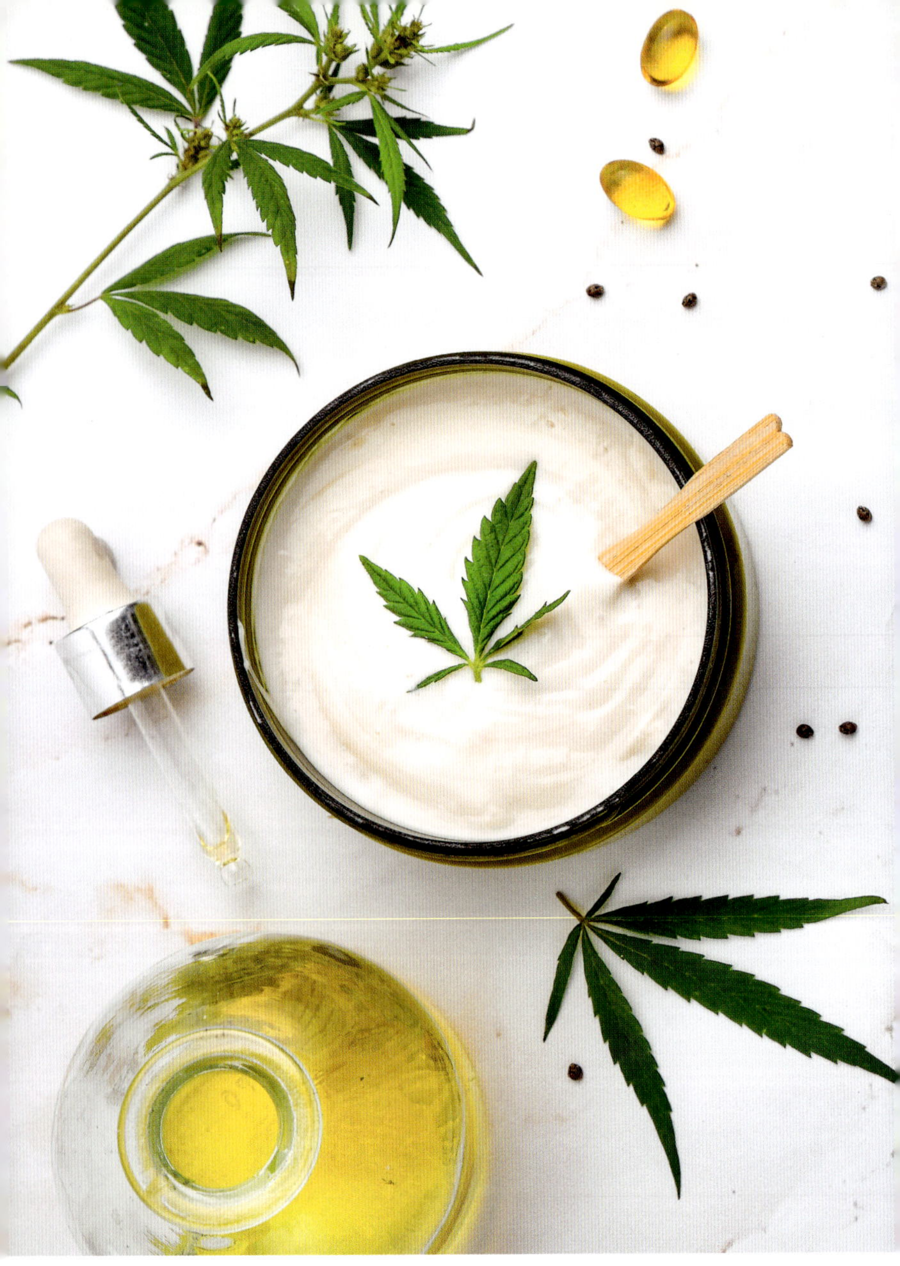

^ Hanfsamenöl eignet sich gut für die Schönheitsbehandlung zu Hause.

Hanfsamenöl bei gereizter und empfindlicher Haut

› Regelmäßig morgens und abends 2–3 Tropfen Hanfsamenöl auftragen und leicht einmassieren.

Hanfsamenöl bei gereizter Kopfhaut

› Regelmäßig einige Tropfen Hanfsamenöl in die Kopfhaut einmassieren. 20 bis 30 Minuten einwirken lassen. Mit lauwarmem Wasser gut ausspülen.

Hanfsamenöl gegen trockene Kopfhaut

› Täglich 2 Tropfen Hanfsamenöl auf der Kopfhaut verteilen und einmassieren. Die in dem Öl enthaltenen Fettsäuren bewahren die Feuchtigkeit in Haut und Haaren.

Hanfsamenöl für glänzendes Haar

› Je nach Haarlänge ½–2 EL Hanfsamenöl auf die Haare geben. Sanft einmassieren und 30 Minuten einwirken lassen. Anschließend mit lauwarmem Wasser gründlich ausspülen.

Hanfsamenöl-Shampoo für jeden Haartyp

› 4 Tropfen Hanfsamenöl in die Shampooflasche geben und die Haare wie gewohnt waschen.

Maske mit Hanfsamenöl für jeden Haartyp

› 3 Tropfen Hanfsamenöl, 1 Teelöffel Honig und 1 Eigelb gründlich vermischen und auf die Haare auftragen. Leicht einmassieren und 30 Minuten einwirken lassen. Anschließend mit warmem Wasser gründlich ausspülen.

Special: Hanf für besondere Fälle

Hanf ist ein gesunder Allrounder und für spezielle Einsatzgebiete eine Wunderwaffe: So können zum Beispiel Sportler mit Hanf ihre Leistungsfähigkeit steigern, Figurbewussten hilft Hanf beim Abnehmen, und sogar Haustiere profitieren von seiner heilenden Kraft. Wie das funktioniert, lesen Sie auf den nächsten Seiten.

Abnehmen mit Hanf

Die effektivste Art, gesund Gewicht zu verlieren, ist die Kombination aus einer Ernährung mit Hanfprodukten und regelmäßigem leichtem Ausdauertraining. Warum Sie Hanf beim Abnehmen unterstützen kann, hängt mit den Wirk- und Nährstoffen des Hanfs zusammen.

Ballaststoffe

Der hohe Gehalt an Ballaststoffen in Hanfprodukten wie Hanfsamen oder Hanfmehl bewirkt, dass das Sättigungsgefühl früher einsetzt. Die unlöslichen Ballaststoffe sorgen für einen geregelten Stuhlgang. Die löslichen sind verantwortlich für eine verminderte Aufnahme von Glukose. Dadurch steigt der Blutzuckerspiegel langsamer an und Heißhungerattacken werden verhindert.

Cannabinoide

Diese Stoffe im Hanf wirken appetithemmend. Sie beschleunigen den Stoffwechsel und beeinflussen die Fettverteilung im Körper. So nehmen Sie mit dem regelmäßigen Verzehr von Hanfmehl, Hanfsamen, Hanfsamenöl und Hanfprotein langsam ab und schützen Ihre Gesundheit.

Eiweiß

Eiweiß ist der beste und gleichzeitig der gesündeste Sattmacher. Und das beste Mittel zur Fettverbrennung. Wenn Sie Eiweiß zu sich nehmen, kommt der Stoffwechsel in Schwung. Etwa ein Drittel der Kalorien, die in Eiweiß enthalten sind, werden nämlich sofort wieder verbrannt. Hanfsamen zum Beispiel sind ausgesprochen eiweißhaltig und unterstützen Sie daher optimal beim Abnehmen.

Fette und Proteine

CBD-Öl fördert den Abbau von Fetten und Proteinen. Die Fettverbrennung wird nicht unterstützt, die Bildung neuer Fettzellen kann aber durch das Öl blockiert werden.

Glukose

Es ist wissenschaftlich bewiesen, dass Cannabidiol die Aufnahmefähigkeit von Zucker in den Zellen hemmt. So wird weniger Zucker in Fett umgewandelt, das sich im Körper ansammelt.

Kohlenhydrate

Wenn Sie eine Mahlzeit durch einen Hanfprotein-Shake ersetzen, bekommt der Körper weniger Kohlenhydrate. Dadurch nehmen Sie langsam, aber sicher ab.

Stoffwechsel

Wenn Sie CBD-Öl einnehmen und sich regelmäßig moderat bewegen, wird der Stoffwechsel angekurbelt. CBD-Öl hilft Ihnen, die Nahrung besser zu verwerten. Außerdem verringert es bei regelmäßiger Einnahme den Körperfettanteil und zügelt den Appetit.

Anwendung: Beginnen Sie mit einem Teelöffel 5-prozentigem CBD-Öl pro Tag und beobachten Sie, wie Ihr Körper reagiert. Nach einer Woche können Sie die Dosis auf eineinhalb Teelöffel erhöhen, nach einer weiteren Woche auf zwei Teelöffel.

Hanfprodukte regelmäßig in Ihren Ernährungsplan mit einzubauen, kann Sie also beim Erreichen Ihres Wunschgewichts unterstützen. Es fördert das Abnehmen und beugt dem gefürchteten Jo-Jo-Effekt vor. In Kombination mit ausreichend Bewegung gelingt so das Abnehmen am besten.

Fit mit Hanf: CBD-Öl für Sportler

Es gibt keine offiziellen Empfehlungen zur Verwendung von CBD-Öl, da noch nicht genügend Forschungsergebnisse vorliegen. Sportler dürfen das Öl jedoch verwenden. Anfang 2018 wurde es von der Liste der verbotenen Substanzen gestrichen. Allerdings gehört THC auch weiterhin zu den nicht erlaubten Substanzen. Man muss also unbedingt darauf achten, dass das verwendete Öl nicht mehr als 0,1 Prozent THC enthält. THC lagert sich im Körper ab und verlässt ihn nur sehr langsam wieder. Wenn Sie bei einer regelmäßigen Einnahme auf der sicheren Seite bleiben wollen, verwenden Sie daher am besten ein CBD-Öl mit null Prozent THC.

Die folgenden Wirkungsbereiche des CBD-Öls sind für Freizeit- und Leistungssportler von besonderem Interesse:

Entzündungen

Durch die Verwendung von CBD-Öl wird Entzündungen vorgebeugt und bereits vorhandene können schneller abklingen. CBD wirkt gleich an mehreren Stellen im Entzündungsprozess und ist daher sehr effektiv.

Muskelkater

Muskelkater entsteht, wenn sich kleinste Verletzungen der Muskelfasern entzünden. Auch hier kann CBD-Öl die Schmerzen lindern und für das Abklingen der Entzündung sorgen.

Muskeln

CBD-Öl schützt die Zellen und fördert die Regeneration der Muskeln. Außerdem erhöht es die Produktion von Cortisol und Östrogen. So wird der Abbau der Muskeln verlangsamt. Das Öl sorgt außerdem für die Entspannung der Muskeln. Es fördert die Durchblutung und die Zufuhr von Sauerstoff.

Nerven

CBD-Öl vermindert die Ausschüttung von Stresshormonen wie Adrenalin oder Cortisol. Daher kann es vor Wettkämpfen beruhigend auf Körper und Geist wirken und z.B. Lampenfieber senken.

Regeneration

Durch die Einnahme von CBD-Öl regeneriert sich der Körper besser nach dem Training. Das Öl kann sowohl vorbeugend als auch zur Behandlung von Müdigkeit und Erschöpfung nach dem Training eingesetzt werden.

Schlaf

CBD-Öl regt die Produktion von Adenosin, dem sogenannten Müdemacher, an. Daher wirkt es schlaffördernd, vor allem nach anstrengendem Training oder nach einem Wettkampf. Das Öl fördert das Ein- und Durchschlafen.

Schmerzen

CBD-Öl wirkt schmerzstillend und beruhigend. Es ist daher eine gute Alternative zu Schmerzmitteln (Analgetika).

Haustiere heilen mit CBD

Tiere in freier Natur meiden Hanf, weil die Pflanze weder gut riecht noch gut schmeckt. CBD-Öl eignet sich jedoch hervorragend zur Behandlung von Krankheiten und Beschwerden bei Haustieren. Am häufigsten kommt CBD bei Hamstern, Hunden, Kaninchen, Katzen, Meerschweinchen und Pferden zum Einsatz. Wer über Erfahrung mit Hanfextrakten verfügt, kann bei seinem Tier CBD-Öl anwenden. Es wirkt allgemein beruhigend, entkrampfend, entzündungshemmend und schmerzlindernd. Außerdem verbessert es die Beweglichkeit, lindert Arthrose, schützt das Nervengewebe und wirkt positiv auf den Magen-Darm-Trakt des Tieres.

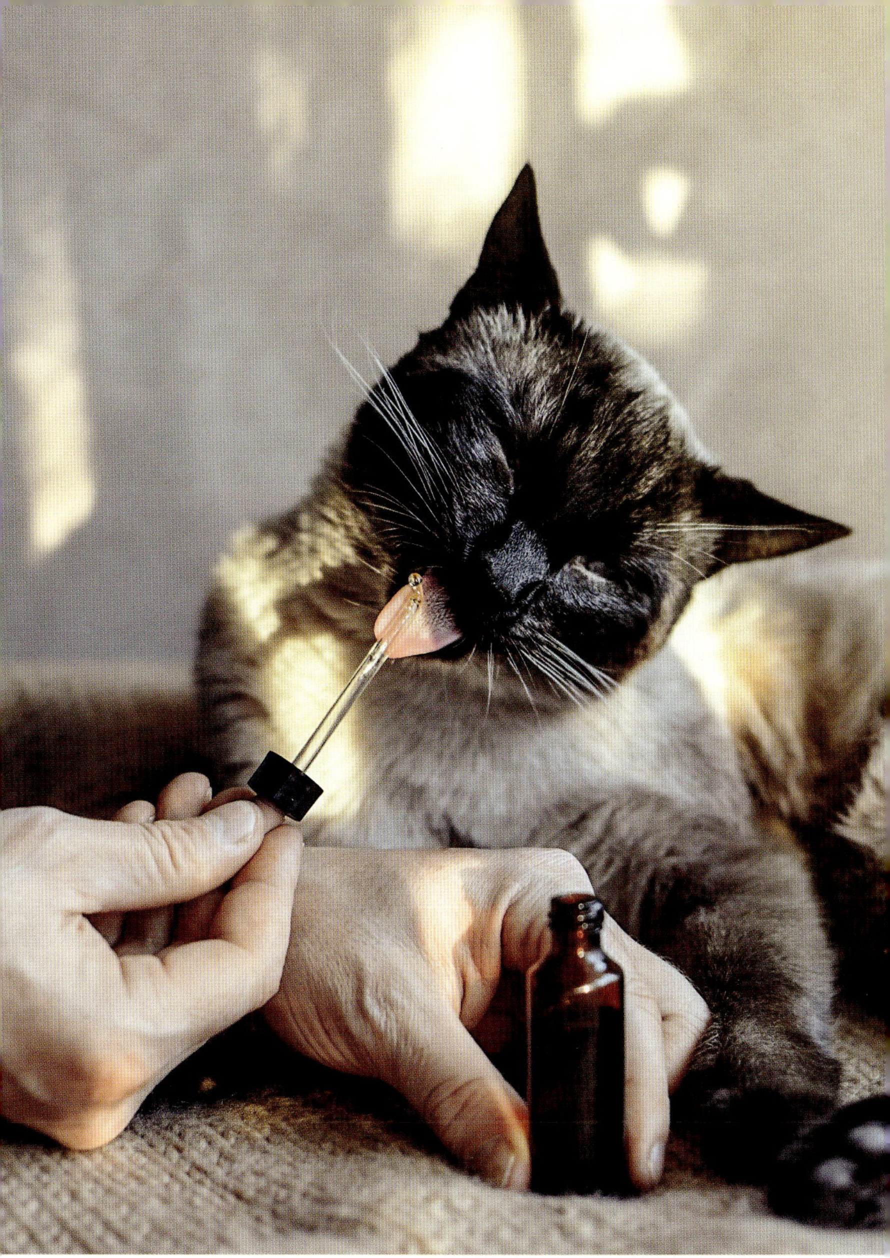

^ CBD-Öl ist empfehlenswert für Katzen aller Rassen.

Dosierung: Als Tagesdosis für Kleintiere wird 1 Tropfen hochwertiges CBD-Öl alle 2 Tage empfohlen. Tiere, die mehr als 10 kg wiegen, bekommen täglich 1 Tropfen. Wiegen sie mehr als 25 kg, erhalten sie täglich 2 Tropfen. Man mischt sie dem Futter bei oder träufelt sie dem Tier in den Mund.

Berichten zufolge hilft das Öl besonders bei Katzen und Hunden u.a. gegen Arthritis und Schmerzen. Es sorgt auch für ein schönes Fell. Bei Kaninchen kann es zu einer Verbesserung der Herzfunktion beitragen.

Im Handel sind CBD-Öl, Pulver, Salbe und auch Leckerlis mit CBD erhältlich. Am besten besprechen Sie die Verabreichung vorab mit Ihrem Tierarzt.

Kochen mit Hanf

Hanfblätter haben ein wundervolles Aroma und geben Speisen eine besondere, frische und vollmundige Note. Der Verwendung sind beinahe keine Grenzen gesetzt.

(hanf-magazin.com)

Kochen oder backen Sie bereits mit Hanf? Dann finden Sie hier vielleicht den einen oder anderen Küchentipp, den Sie noch nicht kannten. Und vor allem eine große Auswahl feiner Rezepte: vom Frühstück mit Hanf über Hanfpizza bis zu Hanfsamen-Schokoladenkuchen. Wenn Sie Hanf noch nie in der Küche verwendet haben – trauen Sie sich trotzdem an Hanfsamen, Hanfmehl oder Hanfsamenöl heran. Die Basics nenne ich Ihnen hier. So gelingen Ihnen die Rezepte leicht.

Küchen-Know-how: Tricks und Tipps

Sind Sie unsicher, wie man Produkte aus dem Superfood Hanf aufbewahrt oder verarbeitet? Keine Sorge, es ist gar nicht schwer. Die wichtigsten Tipps vorab:

- Hanf verträgt keine Hitze. Daher sollten Sie Hanföl nicht zum Anbraten verwenden, sondern nur kalt für Salate.
- Hanfsamen rösten Sie am besten nur in Ausnahmefällen und keinesfalls regelmäßig. Achten Sie darauf, die Samen nicht

über 180 °C zu erhitzen. Bei höheren Temperaturen verbrennen die wertvollen ungesättigten Fettsäuren.

› Die genannten Produkte sind in Reformhäusern, Bioläden und gut sortierten Supermärkten erhältlich. Auch in Onlineshops werden Sie fündig.

Backen mit Hanfmehl

Das Mehl aus den Hanfsamen (auch Hanfnüsse genannt) strotzt nur so vor gesunden Inhaltsstoffen. Es ist sehr gesund, ausgesprochen bekömmlich und eine ganz hervorragende Eiweißquelle. Der nussige Geschmack gibt Brot, Kuchen, Plätzchen oder Pizza eine besondere Note. Aber Achtung: Hanfmehl enthält kein Klebereiweiß. Daher eignet es sich nicht als alleiniges Mehl zum Backen. Am besten verwenden Sie 1 Teil Hanfmehl auf 5 Teile Weizenmehl. Sie können das Mehl auch in Shakes oder Smoothies einrühren. Oder es zum Binden von Soßen verwenden. Der Ölanteil in Hanfmehl ist vergleichsweise hoch. Das Mehl muss kühl und trocken gelagert werden, sonst wird es schnell ranzig.

Hanfmehl nennt man sowohl die gemahlenen Samen als auch den Presskuchen, der bei der Gewinnung von Hanföl übrig bleibt. Er hat einen geringeren Ölgehalt als die Samen.

Verfeinern mit Hanfproteinpulver

Beim Pressen der Hanfsamen entsteht Hanföl. In den ausgepressten Samen steckt aber noch ein Teil der gesunden mehrfach ungesättigten Fettsäuren. Daher werden sie zu Pulver weitervermahlen. So entsteht das Hanfproteinpulver. Kraftsportler verwenden es für den Muskelaufbau. Für Vegetarier und Veganer eignet es sich sehr gut als Eiweißquelle. Mit dem Pulver können Sie Speisen und Getränke verfeinern. Es wird z.B. einfach in einen Shake oder Smoothie eingerührt. Als Faustregel gilt eine Menge von 0,8 Gramm täglich für einen Erwachsenen. Lagern Sie das Pulver an einem dunklen, kühlen, trockenen Ort. Die angebrochene Packung muss in den Kühlschrank, das Öl in den Samen wird sonst ranzig.

Hanfsamen (Hanfnüsse) verwenden

Hanfsamen sind klein, aber oho! Sie enthalten alle wichtigen Aminosäuren in perfekter Zusammensetzung. Ein weiteres Plus: Nussallergiker können die Samen ohne Bedenken verzehren. Sie enthalten keinerlei allergieauslösende Stoffe. Aus botanischer Sicht sind Hanfsamen Nüsse. Lange Zeit wurden sie nur als Vogelfutter verwendet. Erst nach und nach entdeckte man, wie wertvoll die Zusammensetzung vor allem der Fettsäuren für den menschlichen Organismus ist. Die Samen sind glutenfrei, enthalten zahlreiche Vitamine und Mineralstoffe und haben ein optimales Verhältnis von Omega-3- und Omega-6-Fettsäuren.

Aus den geschälten Samen werden Hanfmehl, Hanfsuppe oder Hanfbutter hergestellt. Hanfbutter schmeckt ähnlich wie Erdnussbutter. In China sind gepoppte Hanfsamen als Snack beliebt. Die Schalen sind reich an Ballaststoffen, binden Giftstoffe und regen die Verdauung an. Ungeschälte Samen sind braun und schmecken nicht besonders gut. Am besten verwendet man sie zur Sprossenzucht oder für die Herstellung von Hanfmilch. Geschälte Hanfsamen sind hellbeige oder weiß. Sie schmecken feiner und zarter. Ihr geringer Gehalt an Ballaststoffen macht sie leicht verdaulich. Der typische nussig-ölige Geschmack ist intensiver als bei den ungeschälten Samen. Man kann die geschälten Samen pur essen oder sie in Müslis, Shakes und Smoothies geben. Püriert eignen sie sich als Brotaufstrich oder Pesto.

Hanfsamen vertragen niedrige Temperaturen, aber weder Luftfeuchtigkeit noch Temperaturschwankungen. In einem dunklen, verschließbaren Behälter halten sie sich bis zu 12 Monate im Kühlschrank, tiefgekühlt bis zu 2 Jahre. Vor der Verwendung sollte man sie herausnehmen und ca. 6 Stunden bei Zimmertemperatur lagern.

Tipp

Hanfsamen sind sehr fetthaltig. Zum Mahlen verwendet man daher am besten eine Ölsaatmühle. Mit den gemahlenen Samen lassen sich z. B. Getreide- und Reisgerichte verfeinern.

Vorbereitung

Hanfsamen müssen gereinigt werden, bevor man sie nutzt. Dazu gibt man sie in eine Schüssel mit Wasser. Vorhandene Schmutzpartikel sinken nach unten. Die Samen selbst schwimmen oben, weil sie sehr leicht sind. Sie werden abgeschöpft und auf einem Tuch ausgebreitet. So kann man sie trocknen und dann weiterverwenden.

Verarbeitung

Röstet man ungeschälte Samen vorsichtig an, platzt die Fruchtschale leichter auf. Samen, deren Fruchtschale aufgeplatzt ist, sind einfacher zu mahlen. Die Schalen können Sie als zusätzliche

Ballaststoffe mitverwenden. Auch geschälte Samen lassen sich rösten, das bringt ihr Aroma noch besser zur Geltung.

Nutzen Sie zum Rösten am besten eine Gusseisen- oder eine Emaillepfanne. Die Samen sollten nicht braun werden. Wollen Sie den Backofen nutzen, verteilen Sie die Samen gut auf einem Backblech. Bei ca. 140 °C beginnen sie nach etwa 30 Minuten zu duften, dann sind sie fertig. Egal, ob Pfanne oder Blech: Achten Sie darauf, dass die Temperatur 180 °C nicht übersteigt.

Mit etwas Salz und Sojasoße werden die Samen noch aromatischer. Sind sie fertig geröstet, ploppen sie auf. Man kann sie wie geröstete Erdnüsse essen. Zart angeröstet schmecken sie auch gut im Müsli. Leicht geröstet und gesalzen ergeben sie ein schmackhaftes Topping für kalte und warme Gerichte. Ungeröstete Samen können Sie unter Brotteig heben. Beim Backen werden sie mitgeröstet. So schmeckt das Brot noch aromatischer.

Ein Esslöffel Samen pro Tag gilt als Richtwert für einen Erwachsenen. Denn die Samen enthalten viele Ballaststoffe und quellen im Magen stark auf. Es empfiehlt sich, mit einer geringen Dosierung anzufangen und die Menge langsam zu steigern. So verhindern Sie Übelkeit, Völlegefühl und Durchfall.

Kochen mit Hanf- bzw. Hanfsamenöl

Hanf(samen)öl gewinnt man aus den Samen des Nutzhanfs. Das Öl wird kalt gepresst. Das ist ein sehr schonendes Verfahren, bei dem die wertvollen Inhaltsstoffe erhalten bleiben. Hanfsamenöl besteht zu über 75 Prozent aus wertvollen mehrfach ungesättigten Fettsäuren und gehört zu den gesündesten Speiseölen. Der nussige Geschmack verfeinert Salate, Soßen, Dips und Marina-

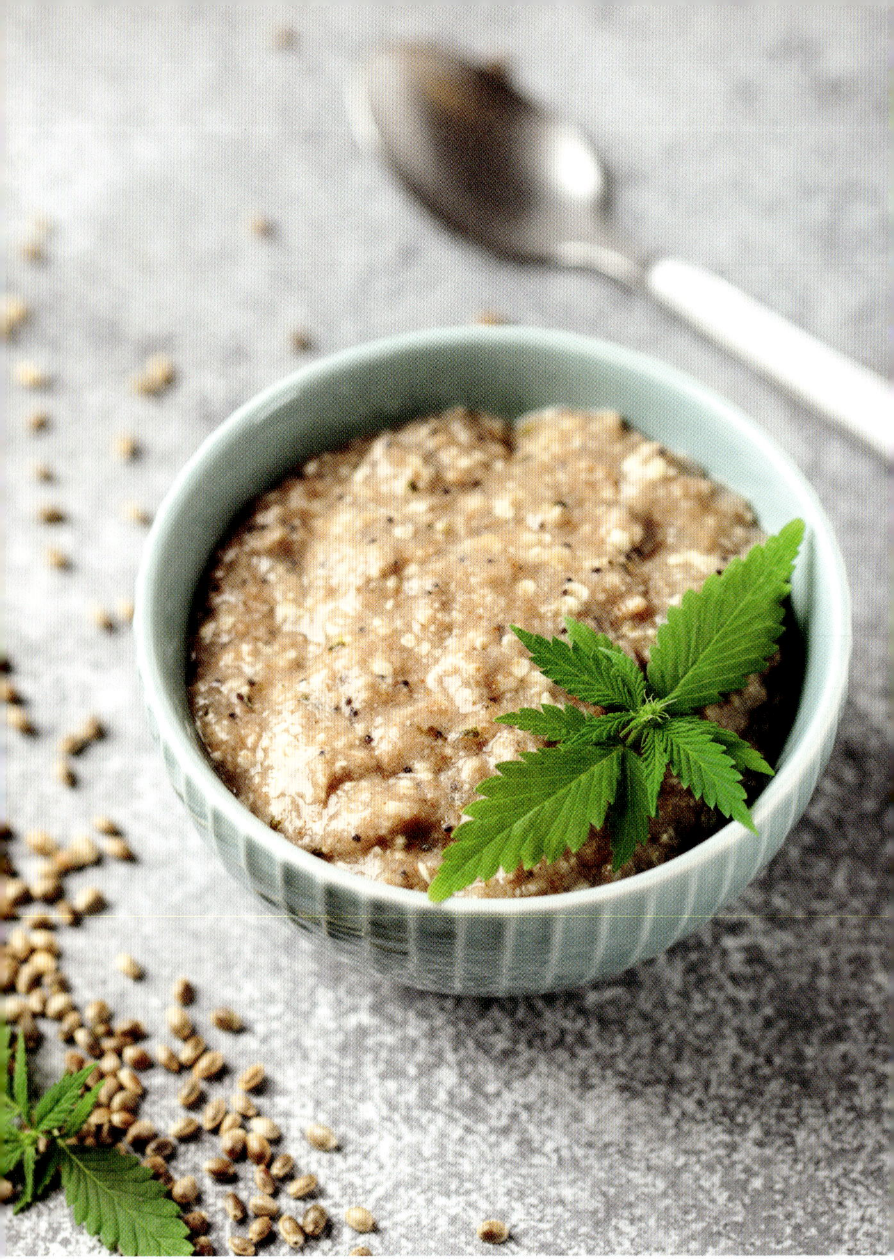

^ Ein warmes Frühstück mit Hanf gibt Kraft und Energie für den Tag.

den. Auch zu Kartoffeln, Gemüse, Quark oder Joghurt schmeckt das Öl gut. Zum Braten ist es nicht geeignet. Die wertvollen Inhaltsstoffe werden beim Erhitzen zerstört. Außerdem ändert sich die Struktur der Moleküle. Die Stoffe, die dadurch entstehen, können giftig sein.

Ein Qualitäts-Hanfsamenöl hat eine goldgrüne Farbe und schmeckt mild nussig. Helligkeit und Wärme verträgt es nicht. Achten Sie darauf, Hanföl in einer dunklen Flasche zu kaufen, und bewahren Sie sie dunkel und geschützt auf. Eine ungeöffnete Flasche Hanfsamenöl hält sich so etwa 6 Monate. Eine angebrochene Flasche sollten Sie im Kühlschrank lagern und innerhalb von 6 Wochen aufbrauchen. Die ungesättigten Fettsäuren werden durch Licht und Sauerstoff zerstört, dann wird das Öl ranzig. Achten Sie daher auch darauf, die Flasche nach Gebrauch immer gut zu verschließen.

Wenn nicht anders vermerkt, beziehen sich bei den nachfolgenden Rezepten die Temperaturangaben für den Backofen auf Ober- und Unterhitze.

Frühstücksideen mit Hanf

Couscous mit Hanf und Haferflocken

Für 2 Portionen

2 TL Rübenkraut

300 g Hafermilch

80 g Couscous

40 g Haferflocken

1 Birne
50 g geschälte Hanfsamen
4 TL Leinöl

Das Rübenkraut in die Hafermilch geben und aufkochen. Den Topf vom Herd nehmen. Couscous und Haferflocken dazugeben, gut vermischen. Abdecken und 5 Minuten quellen lassen. Inzwischen die Birne klein schneiden. Die Couscous-Mischung gut durchrühren. Hanfsamen, Leinöl und Birne hinzufügen und sofort servieren.

Hanf-Müsli

Für 4 Portionen

300 g Haferflocken
100 g Hanfsamen
50 g Leinsamen
50 g Chiasamen
Salz
2 TL Zimt
50 ml Agavendicksaft
2 EL Kokosöl

Den Backofen auf maximal 180 °C vorheizen. Haferflocken, Hanfsamen, Leinsamen, Chiasamen, Salz und Zimt gründlich vermischen. Agavendicksaft mit dem Kokosöl erhitzen. Über die Flockenmischung geben und so lange vermischen, bis sich die Klumpen aufgelöst haben. Alles auf ein Backblech geben und bei 180 °C je nach gewünschter Bräunung 15 bis 30 Minuten backen.

Das ausgekühlte Müsli hält sich in einem verschließbaren Glas bis zu 3 Wochen.

Hanf-Porridge

Für 2 Portionen

80 g Haferflocken

400 ml Milch

Salz

½ Apfel

2 EL Hanfproteinpulver

Zimt

Die Haferflocken über Nacht einweichen. Am nächsten Tag zusammen mit Milch und Salz in einen Topf geben. Erhitzen und dabei ständig rühren. 3 Minuten leicht köcheln lassen. Inzwischen den Apfel klein schneiden. Den Topf vom Herd nehmen. Apfel und Hanfproteinpulver unterheben. Mit Zimt bestreuen und servieren.

Hanfprotein-Joghurt

Für 2 Portionen

300 g Naturjoghurt

1 ½ EL Hanfprotein

1 ½ TL Kakao

1 ½ EL Kokosmilch

Zimt nach Belieben

Alle Zutaten gründlich miteinander vermischen. Auf 2 Schälchen verteilen, mit Zimt bestreuen und sofort essen.

Salate und Suppen

Avocadosalat mit Hanföl

Für 4 Portionen

4 Avocados

1 Bund Rucola

1 rote Chilischote

1 Bund Basilikum

1 Bund Koriander

2 EL weißer Balsamico

4 EL Hanföl

Salz

Die Avocados am besten an der Längsseite rundherum bis zum Kern einschneiden. Dann lassen sich die beiden Hälften auseinanderdrehen. Den Kern entfernen, das Fruchtfleisch in kleine Stücke schneiden. Den Rucola in kaltem Wasser waschen und vorsichtig trocken schleudern. Die Chilischote entkernen und in Ringe schneiden. Das Basilikum unter fließendem Wasser waschen, trocken schütteln und in feine Streifen schneiden. Den Koriander ebenfalls unter fließendem Wasser waschen und trocken schütteln, dann hacken. Avocados mit Rucola, Chili, Basilikum und Koriander vermischen. Aus Balsamico, Hanföl und Salz ein Dressing zubereiten und über den Salat geben. Vorsichtig durchmischen und sofort servieren.

Feldsalat mit Hanfsamen

Für 4 Portionen

150 g Feldsalat

150 g Champignons

2 EL Hanfsamen

2 EL Limettensaft
1 TL Rohrzucker
1 EL Leinöl
Salz, schwarzer Pfeffer

Den Feldsalat in stehendem kaltem Wasser mindestens einmal gründlich waschen. Abtropfen lassen und vorsichtig trocken schleudern. Die Champignons mit einem Küchenpapier vorsichtig abreiben, dann in Scheiben schneiden. Für das Dressing Hanfsamen, Limettensaft, Rohrzucker, Leinöl, Salz und Pfeffer vermischen. Über den Salat geben und vorsichtig unterheben. Sofort servieren.

Kartoffelsalat mit Hanf

Für 4 Portionen

1 kg Kartoffeln
1 Salatgurke
1 Bund Dill
1 Bund Frühlingszwiebeln
100 ml Hanföl
50 g Hanfnüsse, geschält
25 g Hanfnüsse, ungeschält
Saft von 1 Bio-Zitrone
Salz

Die Kartoffeln gar kochen, abpellen und in Würfel schneiden. Die Gurke waschen, längs halbieren, die Kerne entfernen, in Scheiben schneiden. Den Dill grob hacken, die Frühlingszwiebeln putzen und in Ringe schneiden. Hanföl, Hanfnüsse, Zitronensaft und Salz mischen, über das Gemüse geben, alles gründlich durchmischen. Vor dem Servieren etwas durchziehen lassen.

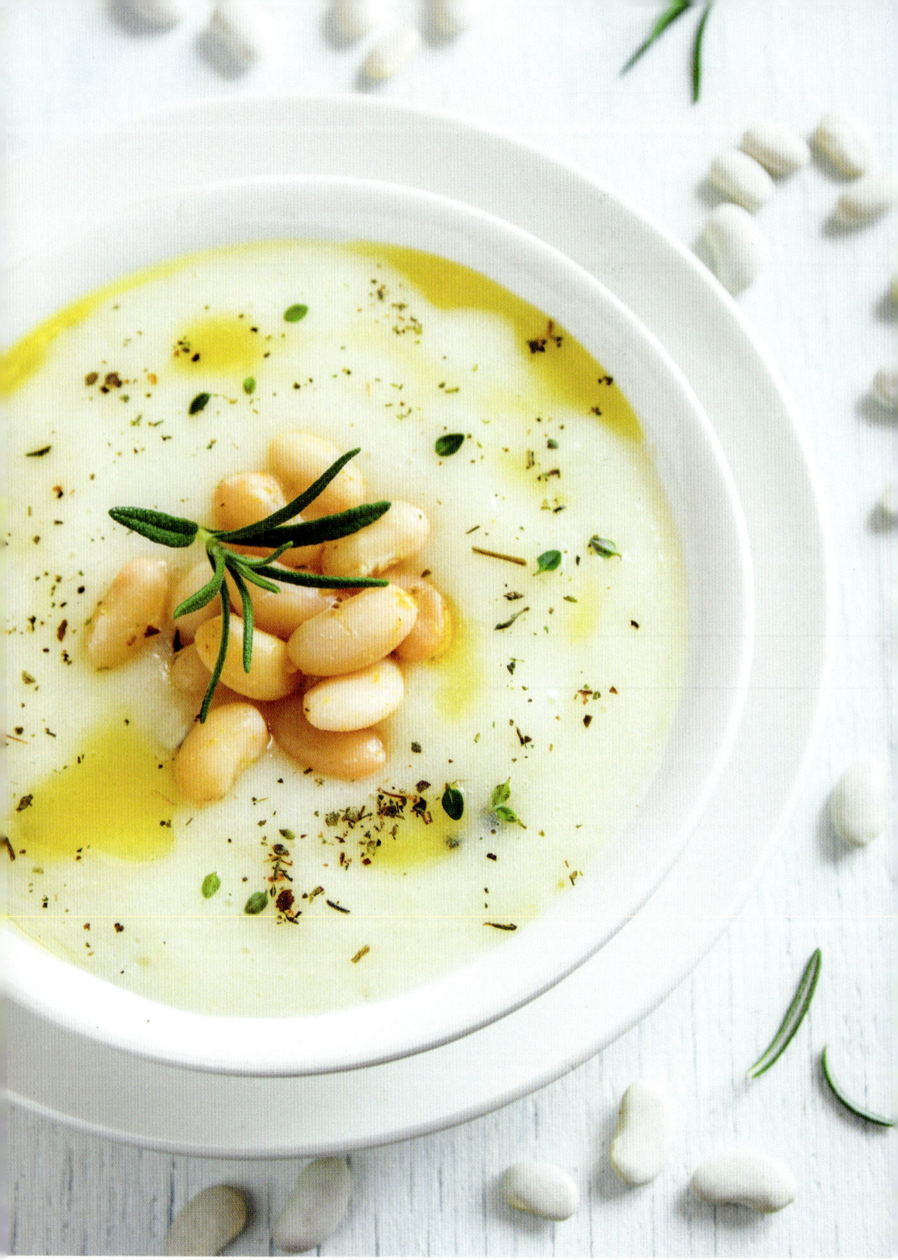

^ Eine ungewöhnliche Kombination: Weiße Bohnen und Hanfnüsse

Bohnensuppe mit Hanf und Salbei

Für 4 Portionen

250 g weiße Bohnen
300 ml Gemüsebrühe
1 TL Salz
Saft von ½ Zitrone
12 Salbeiblätter
6 EL Olivenöl
1 EL geschälte Hanfnüsse
1 EL Hanföl

Die Bohnen nach Packungsangabe weich kochen. Gemüsebrühe, Salz und Zitronensaft hinzufügen und pürieren. Die Salbeiblätter in dem Olivenöl kurz anbraten und zur Suppe geben. Mit den Hanfnüssen bestreuen und zuletzt das Hanföl darübergießen.

Hanf-Gemüsesuppe

Für 4 Portionen

100 g Hanfsamen
1 ½ l Gemüsebouillon
500 g gemischtes Gemüse (Möhren, Kartoffeln, Sellerie etc.)
1 Zwiebel
Saft von 1 Zitrone
Salz, Pfeffer
200 ml Kokosmilch
200 g Schinkenwürfel

Die Hanfsamen in der Gemüsebrühe aufkochen und köcheln lassen. In der Zwischenzeit das Gemüse schälen und klein schneiden. Die Zwiebel abziehen und würfeln. Wenn die Suppe etwa 1 Stunde lang geköchelt hat, das Gemüse und die Zwiebel dazugeben. Weitere 30 Minuten köcheln lassen. Die Suppe pürieren und mit Zitronensaft, Salz und Pfeffer abschmecken. Die Kokosmilch angießen, kurz aufkochen lassen. Die Schinkenwürfel kurz anbraten, über die Suppe geben und servieren.

Hanf-Kichererbsen-Eintopf

Für 4 Portionen

300 g Kichererbsen
600 ml Wasser
150 g Hanfsamen
Salz, Pfeffer
Chili
Curry
Knoblauchpulver
30 g Butter
300 ml Wasser
100 g Kokosraspel
Petersilie zum Bestreuen

Die Kichererbsen über Nacht in dem Wasser einweichen. Das Einweichwasser wegschütten und die Kichererbsen unter fließendem Wasser gründlich abspülen. Hanfsamen und alle Gewürze in der Butter anrösten. Die Kichererbsen dazugeben. Das Wasser angießen. Alles etwa 1 Stunde kochen lassen. Mit Kokosraspeln und Petersilie bestreut servieren.

Haupt- und Zwischengerichte

Bunte Puffer mit Hanfprotein

Für 4 Portionen

800 g Zucchini

2 TL Salz

700 g rotes und gelbes Gemüse (Paprika, Möhren, Pastinaken etc.)

110 g Hanfproteinpulver

Currypulver

Koriander

Cayennepfeffer

2 TL Currypaste

2 EL Johannisbrotkernmehl

2 EL Olivenöl zum Backen

Die Zucchini raspeln, abtropfen lassen und das Salz dazugeben. 30 Minuten stehen lassen. Inzwischen das restliche Gemüse raspeln, Hanfproteinpulver und alle Gewürze bis auf das Johannisbrotkernmehl untermischen. Zucchiniraspel gut ausdrücken und zu den Gemüseraspeln geben. Das Johannisbrotkernmehl hinzufügen, gut vermischen und 10 Minuten ruhen lassen. Den Backofen auf 180 °C vorheizen. Aus dem Teig Puffer formen, auf ein Backblech setzen und 45 Minuten backen. Einmal wenden.

Buntes Gemüse mit Hanf-Dip

Für 4 Portionen

1 Pastinake

1 Rote Bete

2 Möhren

2 Zwiebeln

8 Kartoffeln
100 g Rosenkohl
3 Knoblauchzehen
2 EL Olivenöl
2 TL Oregano, getrocknet
2 TL Basilikum, getrocknet
1 TL Thymian, getrocknet

Für den Dip
200 g geschälte Hanfnüsse
400 ml Wasser
1 Bund Schnittlauch
1 Bund Petersilie
Salz
Saft von ½ Zitrone

Den Backofen auf 220 °C vorheizen. In der Zwischenzeit Pastinake, Rote Bete und Möhren schälen und in grobe Stücke schneiden. Die Zwiebel abziehen und würfeln. Die Kartoffeln waschen und halbieren. Den Rosenkohl putzen und am Strunk kreuzförmig einschneiden. Damit gart der Strunk genauso wie der zarte Rest. Den Knoblauch abziehen. Alles mit dem Öl und allen Gewürzen in eine Form geben. Im Backofen bei 220 °C 40–50 Minuten backen.

Für den Dip die Hanfnüsse mit 200 ml Wasser pürieren. Das restliche Wasser nach und nach dazugeben. Die Kräuter grob hacken, unterheben und pürieren. Den Dip mit Salz und Zitronensaft abschmecken und zu dem Gemüse servieren.

Hanf-Gemüse-Bowl

Für 4 Portionen

100 g geschälte Hanfsamen
300 g Basmatireis
300 g Champignons
2 kleine Zwiebeln
2 EL Olivenöl
600 g gemischtes Gemüse (Paprika, Möhren, Gurken etc.)
1 Avocado
8 EL Hanföl
2 EL Senf
Salz
Hanfsamen zum Garnieren

Die Hanfsamen bei geringer Temperatur ganz kurz anrösten. Den Reis dazugeben und nach Packungsanleitung kochen. Die Champignons putzen und in Scheiben schneiden, die Zwiebeln fein würfeln. In dem Olivenöl anbraten. Das Gemüse würfeln, das Fruchtfleisch der Avocado in Scheiben schneiden. Hanföl, Senf und Salz zu einem Dressing verrühren. Den Reis auf 4 Schälchen verteilen, das Gemüse darübergeben. Das Dressing angießen, mit den Hanfsamen bestreuen und servieren.

Hanfpizza

Für 4 Portionen

250 g Mehl
20 g Hefe
250 ml Wasser
50 g Hanfmehl
1 TL Salz
2 EL Olivenöl

400 g pürierte Tomaten
Belag nach Wunsch
Oregano
200 g Reibekäse

Mehl, Hefe und Wasser zu einem Teig verrühren. Abwechselnd Hanfmehl, Salz und Olivenöl dazugeben. Den Teig gründlich durchkneten. Ist er zu fest, noch Wasser hinzugeben. Ist er zu feucht, noch Mehl unterheben. Den Teig mit einem Geschirrtuch abdecken und an einem warmen Ort 30 Minuten gehen lassen. Den Teig erneut gründlich kneten, dann ausrollen. Die pürierten Tomaten darauf verstreichen, die Pizza nach Wunsch belegen und mit Oregano bestreuen. Den Reibekäse darüber verteilen und im vorgeheizten Backofen bei 200 °C ca. 30 Minuten backen.

Hanf-Cordon-bleu

Für 4 Portionen

4 große Schnitzel
Salz, Pfeffer
200 g Speck
2 kleine Zwiebeln
8 Scheiben Emmentaler
200 g geschälte Hanfsamen
Paniermehl
Mehl
2 Eier
Öl zum Backen

Die Schnitzel leicht klopfen, salzen und pfeffern. Den Speck würfeln. Die Zwiebeln abziehen und fein würfeln. Je 2 Scheiben Emmentaler auf ein Schnitzel legen. Speck und Zwiebeln daraufgeben. Das Fleisch zusammenklappen, die Ränder einklopfen und mit Rouladennadeln verschließen. Hanfsamen und Paniermehl vermischen. Die Schnitzel panieren: zunächst in Mehl, dann in den Eiern und schließlich in der Hanfsamen-Paniermehl-Mischung. Das Öl erhitzen und die Schnitzel darin goldgelb anbraten.

Vollkorn-Hanf-Pfannkuchen

Für 4 Portionen

300 ml Milch
1 EL Essig
Saft von ½ Zitrone
10 EL Hanfproteinpulver
200 g Vollkornmehl
2 EL Kakao
1 TL Zimt
Öl zum Anbraten
Hanfsamen

Die Milch mit Essig und Zitronensaft in ein hohes Gefäß geben. Kurz umrühren und für 10–15 Minuten in den Kühlschrank stellen. Hanfproteinpulver, Vollkornmehl, Kakao und Zimt mischen. Eine Mulde formen, vorsichtig die Milchmischung hineingeben und verrühren. Wenn der Teig zu fest wird, noch etwas Flüssigkeit hinzufügen. Das Öl in einer Pfanne erhitzen. 2–3 EL Teig hineingeben. Die Pfannkuchen von jeder Seite 2–3 Minuten backen. Mit Hanfsamen bestreut servieren.

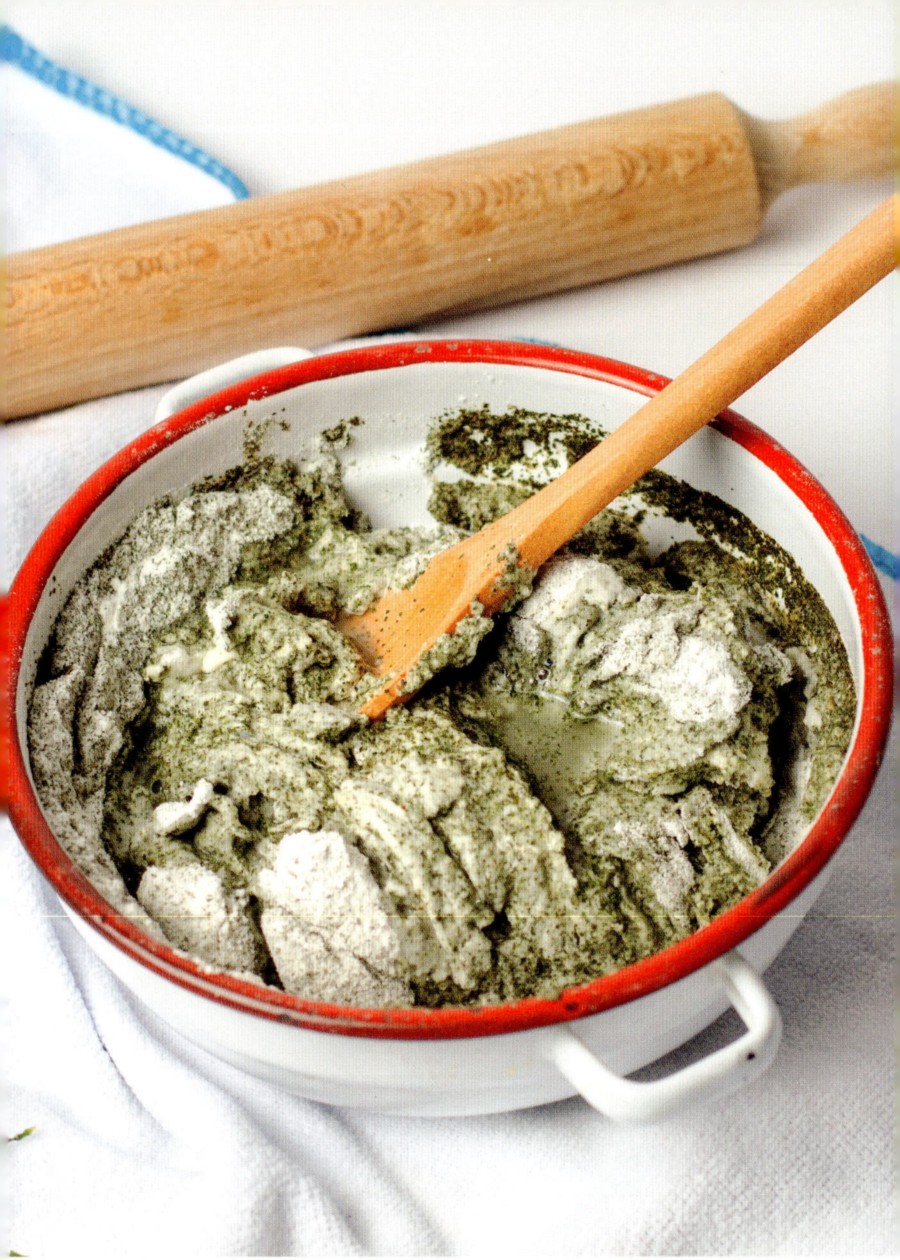

^ Vorschlag: Aus Teig mit Hanfsamen werden knusprige Brötchen.

Brot, Brötchen und Feingebäck

Hanf-Hefe-Brötchen

Für 8 Brötchen

1 Würfel Hefe

Zucker

300 ml warmes Wasser

500 g Dinkelmehl

100 g Hanfmehl

50 g geschälte Hanfsamen

1 TL Salz

1 EL Kürbiskerne

1 EL Mohn

Den Backofen auf 200 °C vorheizen. Die Hefe mit dem Zucker in dem Wasser auflösen und 5 Minuten ruhen lassen. Inzwischen Dinkel- und Hanfmehl, Hanfsamen und Salz vermischen. Zu der Hefemischung geben und alles zu einem glatten Teig verkneten. Abgedeckt an einem warmen Ort 25–30 Minuten ruhen lassen. Der Teig soll sich verdoppeln. In 8 gleich große Stücke teilen und zu Brötchen formen. Die Brötchen auf ein Backblech legen und mit einem Messer einschneiden. Mit Wasser bepinseln, mit Kürbiskernen und Mohn bestreuen. Ca. 15 Minuten backen.

Dinkelbrot mit Hanfprotein

Für eine Kastenform (Länge 24 cm)

300 g feines Dinkelmehl

80 g Kürbiskernmehl

160 g Kürbiskerne

60 g Hanfprotein

30 g Sesam
1 ½ TL Salz
1 Pck. Weinsteinbackpulver
1 EL Apfelessig
500 ml Wasser
Öl für die Form
130 g Leinsamenschrot

Den Backofen auf 180 °C vorheizen. Die trockenen Zutaten gründlich vermischen. Apfelessig und Wasser dazugeben und verrühren, bis ein zäher Teig entsteht. Eine Kastenform einölen, den Teig hineingeben und mit dem Leinsamenschrot bestreuen. 60 Minuten backen. Vor dem Anschneiden das Brot gut auskühlen lassen.

Hanfbrot mit Hefe

Für 1 rundes Brot (Ø 30 cm)

30 g frische Hefe
150 ml lauwarmes Wasser
400 g Weizenmehl
100 g Hanfmehl, gesiebt
2 TL Salz
375 ml lauwarmes Wasser
Fett für das Backblech
Wasser zum Bestreichen
1 Tasse Wasser für den Backofen

Den Backofen auf 200 °C vorheizen. Die Hefe zerbröckeln und in dem Wasser auflösen. Das Weizenmehl mit dem Hanfmehl mischen. In der Mitte eine Mulde formen und die Hefe hineingeben. Nach und nach Mehl und Hefe vermischen, dann Salz und Wasser dazugeben. Den Teig zugedeckt an einem warmen

Ort 30 Minuten gehen lassen. Er soll seinen Umfang verdoppeln. Den Teig kräftig durchkneten und ein rundes Brot formen. Das Brot auf einem gefetteten Backblech 15 Minuten gehen lassen. Mit Wasser bestreichen. 1 Tasse Wasser auf den Boden des Backofens gießen. Das Brot auf der untersten Schiene ca. 40 Minuten backen.

Hanfbrötchen mit Mandeln, Kernen und Samen

Für ca. 10 Brötchen

6 Eier
500 g Quark
Salz
200 g Mandeln, gemahlen
40 g Sonnenblumenkerne
40 g Kürbiskerne
40 g Chiasamen
60 g Kokosmehl
40 g Hanfmehl
40 g Leinsamenmehl, entölt
20 g Flohsamenschalen

Den Backofen auf Umluft stellen und auf 180 °C vorheizen. In der Zwischenzeit die Eier aufschlagen. Mit dem Quark und dem Salz vermischen. Alle anderen Zutaten in einer zweiten Schüssel gründlich vermischen, zu der Quarkmasse geben und sorgfältig unterrühren. Den Teig beiseitestellen und 15 Minuten gehen lassen. Brötchen formen, auf ein Backblech setzen, mit dem Messer einritzen und 40–50 Minuten backen.

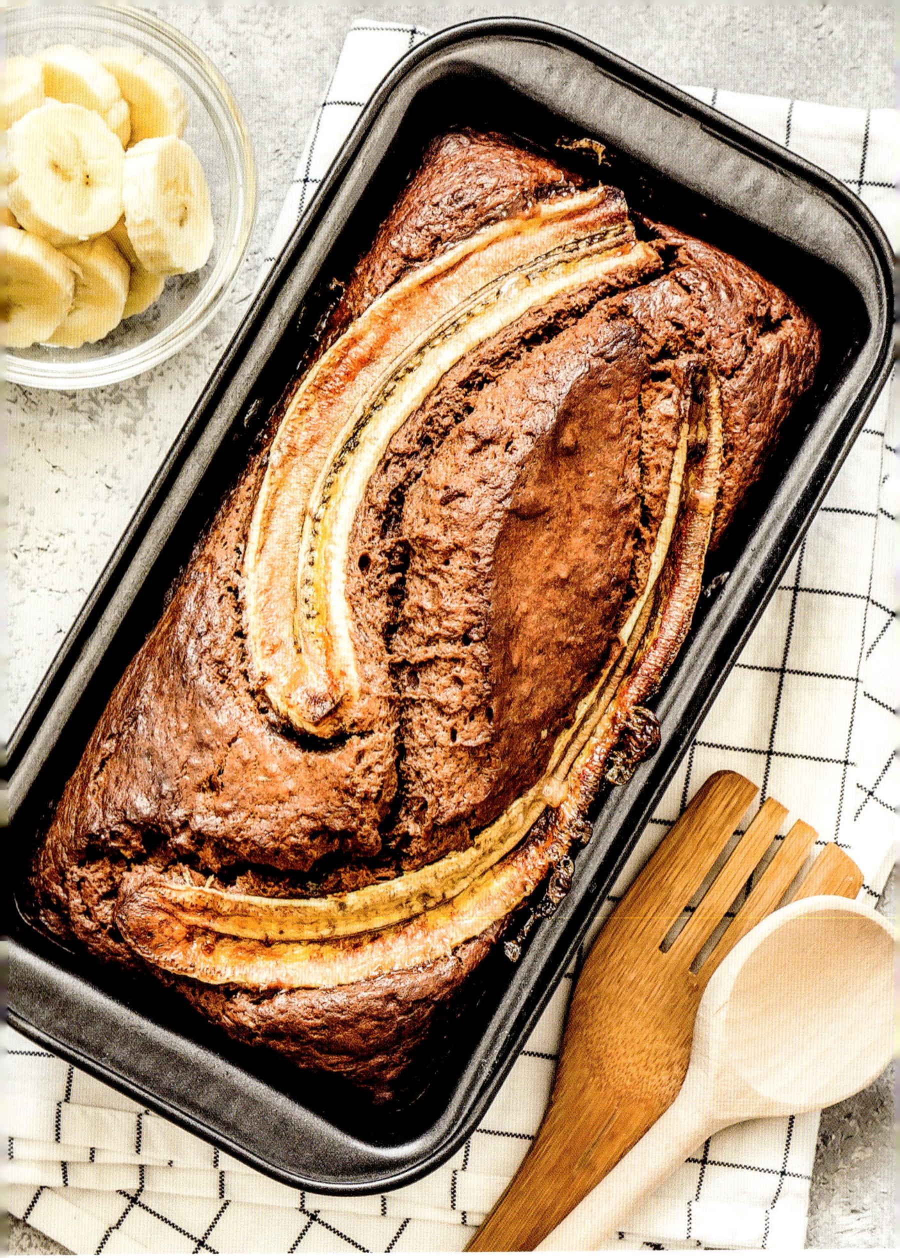

^ Bananenkuchen mit Hanf schmeckt auch mit Schokolade.

Bananenkuchen mit Hanf

Für eine Kastenform (Länge 24 cm)

180 g Hanfmehl
80 g Zucker
1 TL Backpulver
½ TL Salz
2 EL gehackte Mandeln
4 Bananen
40 ml Sonnenblumenöl
Fett für die Form
1 EL Puderzucker

Den Backofen auf 175 °C vorheizen. In der Zwischenzeit Hanfmehl, Zucker, Backpulver, Salz und Mandeln gründlich vermischen. Die Bananen schälen, mit dem Sonnenblumenöl im Mixer pürieren. Das Püree zu dem Mehl geben, alles gut verrühren. Den Teig in die gefettete Form füllen und ca. 60 Minuten backen. Den Kuchen abkühlen lassen und mit dem Puderzucker bestreuen.

Hanfsamen-Schokoladenkuchen

Für eine Kastenform (Länge 26 cm)

600 g Dinkelmehl
250 g Rohrohrzucker
15 g Vanillezucker
15 g Backpulver
200 g geschälte Hanfsamen
30 g Kakao
250 ml Rapsöl
500 ml Milch

Den Backofen auf 180 °C vorheizen. Alle trockenen Zutaten gründlich vermischen. Rapsöl und Milch angießen. Alles zu einem geschmeidigen Teig verkneten. Auf mittlerer Schiene 30–40 Minuten backen.

Hanf-Blaubeermuffins

Für 8–10 Muffins

5 Eigelb
120 g Puderzucker
1 Pck. Vanillezucker
Rum
Zimt
5 Eiweiß
Salz
60 g Mehl
1 Msp. Backpulver
60 g Hanfsamen
100 ml Kürbiskernöl
100 g Blaubeeren

Den Backofen auf Umluft stellen und auf 175 °C vorheizen. Das Eigelb mit Puderzucker, Vanillezucker, einem Schuss Rum und etwas Zimt schaumig schlagen. Das Eiweiß mit etwas Salz zu steifem Schnee schlagen. Mehl, Backpulver und Hanfsamen vermischen, dann die Mischung im Wechsel mit dem Eischnee unter das Eigelb heben. Das Kürbiskernöl angießen. Die Blaubeeren dazugeben und vorsichtig unterheben. Die Muffins in der Form ca. 10 Minuten backen. Gut auskühlen lassen und servieren.

Pflaumenkuchen mit Hanfprotein

Für eine Springform (Ø 24 cm)

150 g weiche Butter

150 g Vollrohrzucker

2 Eier

100 g Dinkelmehl

80 g Hanfproteinpulver

750 g Pflaumen, entsteint und halbiert

Zimt

Zucker

Den Backofen auf 175 °C vorheizen. In der Zwischenzeit Butter und Zucker schaumig schlagen. Die Eier dazugeben und alles gründlich vermischen. Das Mehl und das Hanfproteinpulver nach und nach hinzufügen. Den Teig in eine runde Kuchenform füllen, dicht mit den Pflaumen belegen und nach Belieben mit Zimt und Zucker bestreuen. Ca. 45 Minuten backen.

Pesto und Aufstriche

Basilikum-Hanf-Pesto

Für ca. 300 ml

40 g Basilikumblätter

2 Knoblauchzehen

40 g Parmesan, gerieben

40 g Pinienkerne

50 ml Olivenöl

50 ml Hanfsamenöl

Salz, Pfeffer

Die Basilikumblätter unter fließendem Wasser kurz abspülen und trocken schütteln. Die Knoblauchzehen abziehen. Alle Zutaten außer Salz und Pfeffer im Mixer pürieren, bis eine gleichmäßige Masse entsteht. Zuletzt mit Salz und Pfeffer würzen.

Das Pesto hält sich im Kühlschrank ca. 2 Wochen.

Hanfbutter

Für 1 Stück Butter

300 g geschälte Hanfsamen
1 EL Hanföl
200 g Biobutter
Salz, Pfeffer

Hanfsamen und Hanföl im Mixer zu Mus pürieren. Zu der Butter geben, mit Salz und Pfeffer würzen. Alles gründlich miteinander verkneten, dann zu einer Rolle formen, diese in Folie wickeln und im Kühlschrank aufbewahren.

Die Hanfbutter hält sich im Kühlschrank ca. 2 Wochen.

Hanf-Gemüse-Aufstrich

Für 300 ml

250 g Magerquark
10 EL Hanfsamenöl
2 EL Hanfsamen
1 Möhre
1 Stange Lauch
Salz
1 EL Meerrettich
1 TL Hanfproteinpulver

Den Quark mit dem Hanfsamenöl und den Hanfsamen gründlich vermischen. Die Möhre schälen und reiben, den Lauch put-

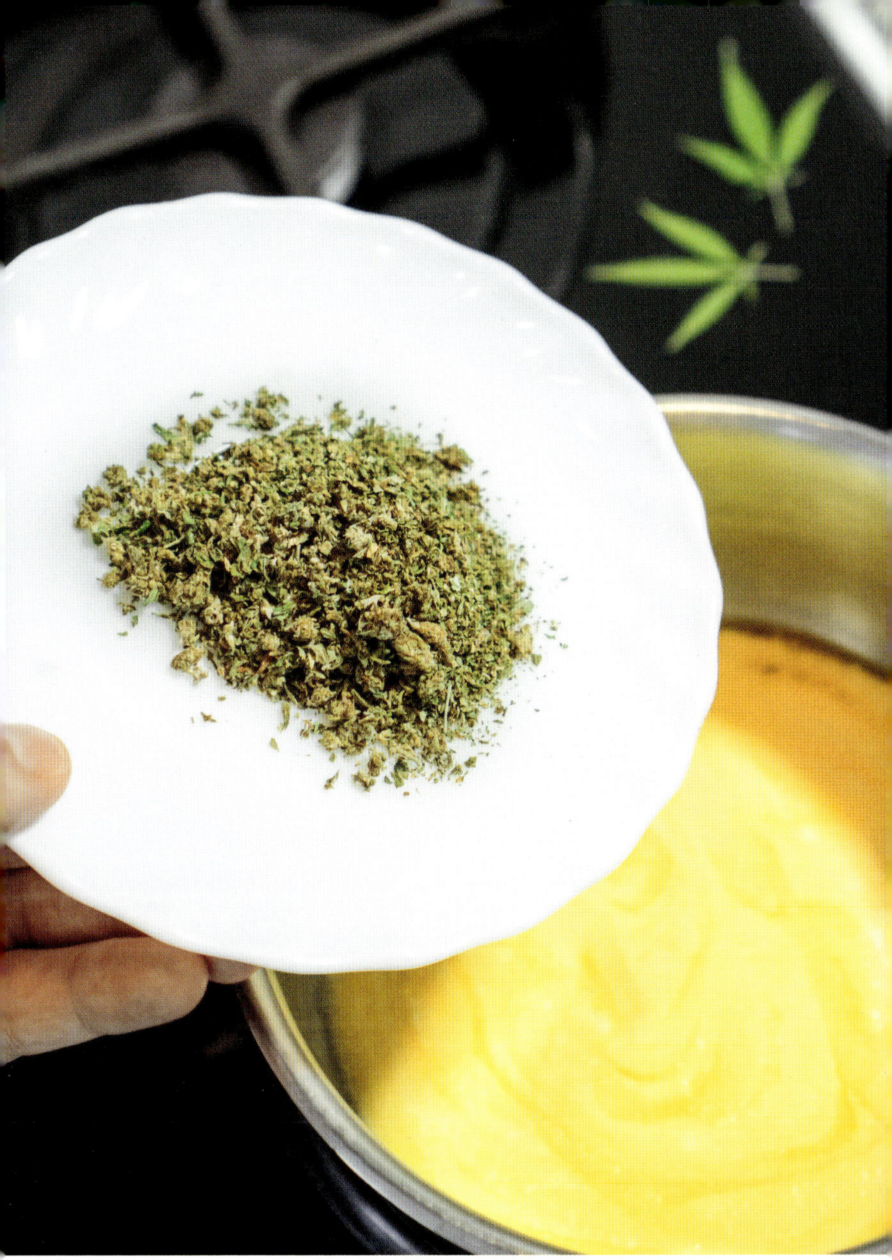

^ Aus den geschälten Samen kann man Hanfbutter herstellen.

zen und in feine Ringe schneiden. Möhre und Lauch zu dem Quark geben. Salz, Meerrettich und Hanfproteinpulver hinzufügen und alles verrühren, bis eine glatte Masse entsteht.

Der Hanf-Gemüse-Aufstrich hält sich im Kühlschrank ca. 2 Wochen.

Hanf-Kräuter-Aufstrich

Für 150 ml

1 Bund Schnittlauch

100 g geschälte Hanfnüsse

4 EL Wasser

2 EL Kapern

Salz

Den Schnittlauch klein schneiden. Die Hanfnüsse mit etwas Wasser pürieren. Das restliche Wasser dazugeben. Schnittlauch sowie Kapern untermischen und mit Salz abschmecken.

Der Aufstrich hält sich im Kühlschrank ca. 2 Wochen.

Hanfblätter-Pesto

Für ca. 300 ml

4–6 frische Nutzhanfblätter

30 g geschälte Hanfsamen

20 g Cashewkerne

50 g geriebener Parmesan

200 ml hochwertiges Olivenöl

Salz, Pfeffer

Olivenöl zum Auffüllen

Die Hanfblätter vorsichtig waschen und trocknen. Alle anderen Zutaten bis auf den Parmesan hinzufügen. Im Mixer sehr fein pürieren, dann den Parmesan unterheben. Je nach Menge die

Masse auf 2–3 Einmachgläser verteilen und mit reichlich Olivenöl bedecken. Die Gläser verschließen und in den Kühlschrank stellen. Das Pesto hält sich dort ca. 10 Tage.

Tipp

Hanfblätter sind nicht leicht zu bekommen. Am besten fragen Sie einen Landwirt, der Nutzhanf anbaut, nach Ernteresten.

Pesto mit Hanf und Minze

Für ca. 200 ml

2 Handvoll Minzeblätter

3 EL geschälte Hanfsamen

5 El Hanföl

Salz

Zitronensaft

Die Minzeblätter abzupfen, kurz abbrausen und trocken tupfen. Mit den anderen Zutaten im Mixer auf höchster Stufe zerkleinern.

Das Pesto hält sich im Kühlschrank ca. 2 Wochen.

Desserts und Snacks

Hanf-Kokos-Pudding

Für 4 Portionen

45 g Chiasamen
25 g geschälte Hanfsamen
200 ml Kokosmilch
4 EL Agavendicksaft
250 g Beeren (Himbeeren, Brombeeren etc.)
2 EL Hanfproteinpulver
½ TL Vanillezucker
Zimt

Chiasamen, Hanfsamen, Kokosmilch und 2 EL Agavendicksaft gründlich verrühren. 10 Minuten stehen lassen, erneut durchrühren. Abgedeckt 20–30 Minuten ruhen lassen. Die Beeren mit einer Gabel zerdrücken und mit dem restlichen Agavendicksaft, dem Hanfproteinpulver, Vanillezucker und Zimt vermischen. Pudding und Beeren schichtweise in Schälchen füllen.

Energiebällchen mit Hanf und Datteln

Für 12 Bällchen

200 g Datteln ohne Stein
100 g gehackte Walnüsse
2 EL Kakao
30 g geschälte Hanfsamen
Kokosflocken zum Bestreuen

Die Datteln im Mixer zerkleinern. Mit den Walnüssen und dem Kakao vermischen. Die Masse mit den Händen durchkneten und daraus Kugeln formen. In den Hanfsamen und den Kokosflocken wälzen.

Die fertigen Kugeln im Kühlschrank lagern. Sie halten sich dort bis zu 1 Woche.

Hanf-Reisauflauf mit Äpfeln

Für 4 Portionen

1 l Milch

½ Zimtstange

225 g Rundkornreis

750 g Äpfel

Zitronensaft

2 Eier

50 g Rohrzucker

abgeriebene Schale von 1 Bio-Zitrone

1 EL Hanfsamenöl für die Formen

2 EL Hanfmehl

Den Backofen auf 180 °C vorheizen. Die Milch mit der Zimtstange erhitzen. Den Reis einrieseln lassen, kurz aufkochen und auf kleinster Stufe ca. 30 Minuten ausquellen lassen. Inzwischen die Äpfel waschen, schälen, vierteln und entkernen. In eine Schüssel geben, mit etwas Zitronensaft beträufeln. Die Eier trennen. Eigelb mit Rohrzucker und Zitronenschale schaumig rühren. Den Milchreis mit der Eigelbmasse vermischen, die Zimtstange vorher entfernen. Eiweiß steif schlagen, dann unter den Milchreis heben.

4 kleine Auflaufformen mit Hanfsamenöl ausstreichen. Die Hälfte des Milchreises darauf verteilen. Die Äpfel darübergeben, mit der zweiten Hälfte Milchreis bedecken und mit Hanfmehl bestreuen. Ca. 20 Minuten backen.

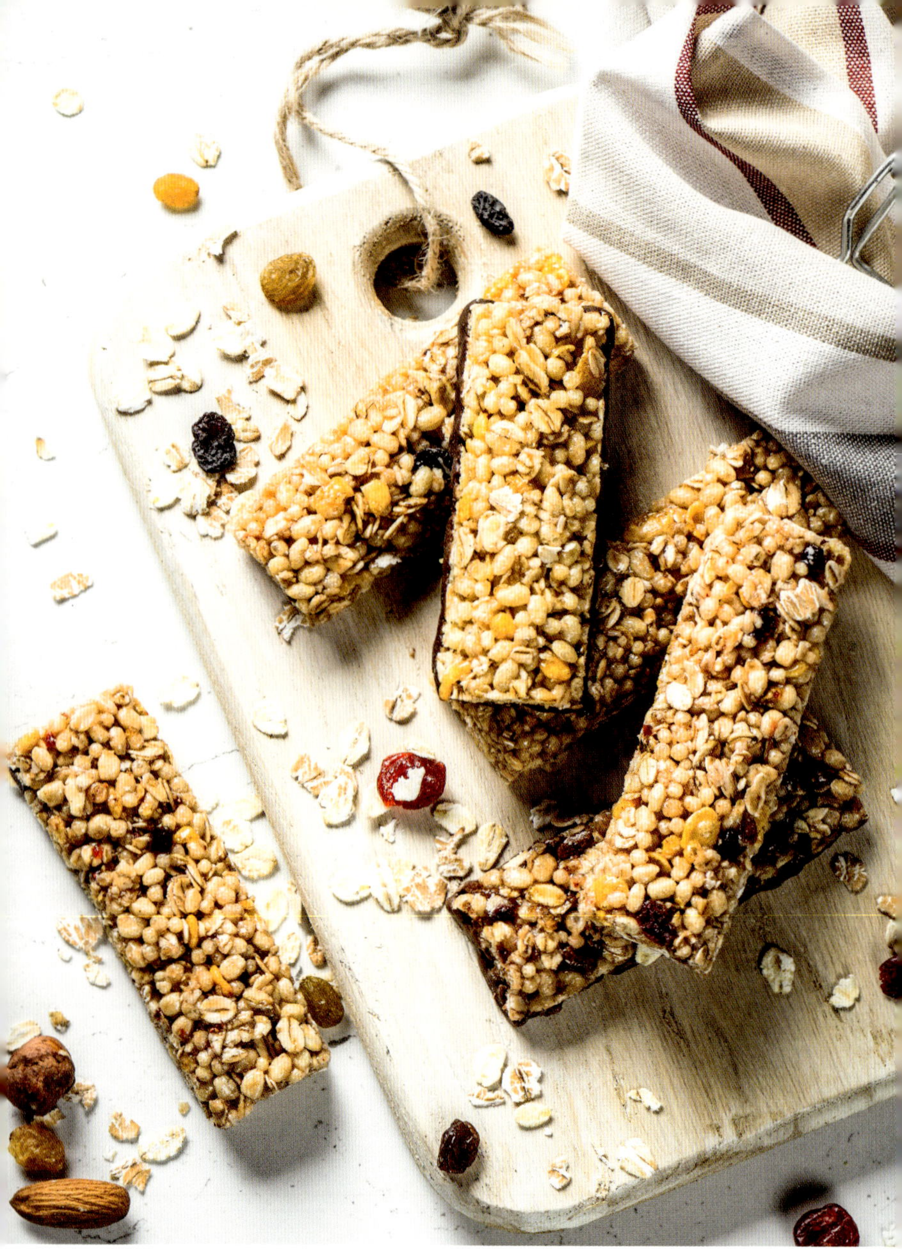

^ Riegel aus Hanfsamen und Trockenobst sind wahre Powerpakete.

Hanfsamen-Fruchtriegel

Für 10 Riegel

200 g getrocknete Aprikosen
200 g geschälte Hanfsamen
100 g weiße Kuvertüre

Die Aprikosen fein hacken und die Hanfsamen untermischen. Die Kuvertüre im heißen Wasserbad schmelzen. Zu der Aprikosenmasse geben und gut vermischen. Die Masse zwischen Klarsichtfolie flach drücken. Auskühlen lassen, dann in Riegel schneiden.

Hanfsamen-Schoko-Würfel

Für ca. 15 Würfel

80 g Mandelmus
3 EL Kokosöl
50 g Backkakaopulver
100 g Hanfsamen, geschält
50 g Mandeln, blanchiert
2 EL Kokosblütensirup
1 Prise Meersalz

Mandelmus und Kokosöl erwärmen, bis es flüssig ist. Kakaopulver, zwei Drittel der Hanfsamen und der Mandeln sowie den Kokosblütensirup und das Meersalz gründlich untermischen. Den Teig in eine flache, viereckige Form füllen und mit den restlichen Mandeln und Hanfsamen dekorieren. Im Kühlschrank erkalten lassen. Wenn die Masse hart ist, diese aus der Form lösen und in Würfel schneiden. Im Kühlschrank aufbewahren.

Hanfsamen-Knusperei

Für 4 Portionen

300 g Haferflocken

100 g Hanfsamen

50 g Leinsamen

50 g Chiasamen

2 TL Zimt

1 Prise Salz

50 ml Agavendicksaft

2 EL Kokosöl

Den Backofen auf 190 °C vorheizen. Alle trockenen Zutaten gründlich vermischen. Agavendicksaft und Kokosöl unter Rühren erwärmen, bis eine gleichmäßige Flüssigkeit entsteht. Diese zu der Trockenmischung geben und gut mit ihr vermengen. Es sollen keine Klumpen mehr vorhanden sein. Die Mischung gleichmäßig auf einem Backblech verteilen und ca. 20 Minuten bis zum gewünschten Bräunungsgrad backen. Vollständig abkühlen lassen, dann in Stücke schneiden. Die Knusperei in einem verschließbaren Glas aufbewahren.

Getränke

Hanf-Drink

Für 2 Portionen

1 Banane

220 ml Reismilch

1 EL Hanföl

1 EL Kokosmus

1 EL Leinöl

1 EL Hanfmehl

1 Msp. Vanillepulver

Eiswürfel nach Belieben

Die Banane schälen und in grobe Stücke schneiden. Zusammen mit den restlichen Zutaten im Mixer cremig pürieren. Auf 2 Gläser verteilen und nach Belieben Eiswürfel hinzufügen. Sofort trinken.

Hanfmilch

Für 4 Portionen

100 g ungeschälte Hanfsamen

400 ml Wasser

4 Datteln

500 ml Wasser

Die Hanfsamen über Nacht einweichen. Mit dem Wasser in den Mixer geben und 3–4 Minuten lang mixen. Mit einem Mulltuch oder einem Nussmilchbeutel abseihen, gut ausdrücken. Zurück in den Mixer geben, die Datteln hinzufügen und erneut mixen. Mit dem Wasser auffüllen.

Die Milch hält sich im Kühlschrank 5–6 Tage.

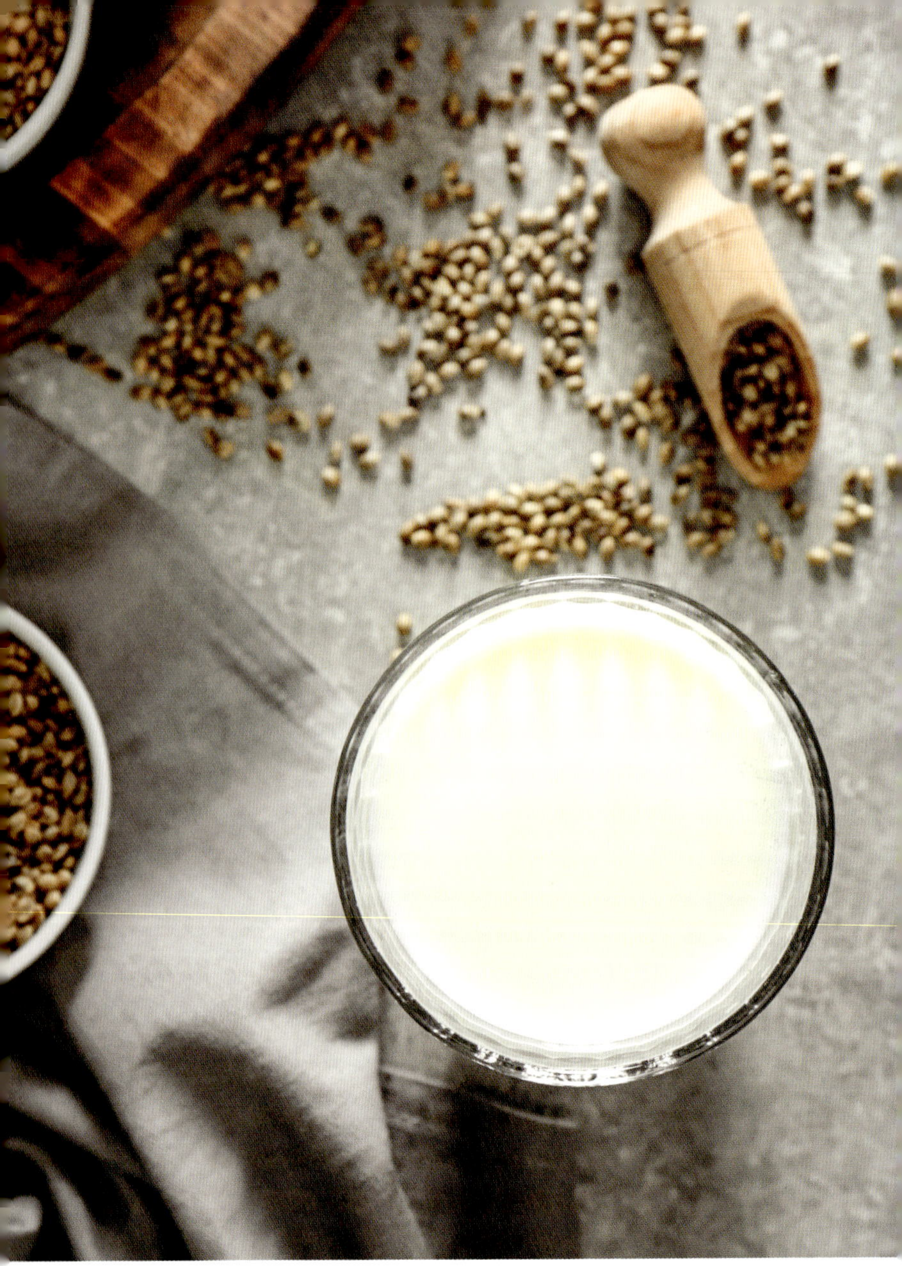

^ Schnell zubereitet und gesund: Smoothies mit Hanfmehl und Hanföl

Hanfprotein-Shake

Für 1 Portion

15 g Bio-Hanfsamen, geschält

30 g Bio-Hanfproteinpulver

250 ml Wasser

Rohrzucker

Zimt

Alle Zutaten gründlich verrühren. Den Shake sofort trinken.

Obst-Gemüse-Hanf-Smoothie

Für 1 Portion

2 Möhren

1 Rote Bete

2 Orangen

1 Apfel

2 TL Hanfmehl

1 EL Hanfsamenöl

Gemüse und Obst schälen, zerkleinern und in den Entsafter geben. Hanfmehl und Hanfsamenöl unterrühren und den Smoothie sofort trinken.

Erfrischender Hanf-Obst-Drink

Für 4 Portionen

1 Banane

200 g frische Beeren nach Wahl

100 g Hanfsamen, geschält

600 g Wasser

10 ml Agavendicksaft

Die Banane schälen und in Stücke schneiden. Das Obst mit den restlichen Zutaten im Mixer mischen. Den Drink sofort servieren.

Hanfmilch-Kaffee-Smoothie

Für 1 Portion

300 ml Milch

2 EL Hanfsamen, geschält

4 Datteln, entkernt

1 EL Kaffeepulver

Eiswürfel nach Bedarf

Alle Zutaten im Mixer zu einer glatten Flüssigkeit verarbeiten. Nach Belieben Eiswürfel dazugeben und den Smoothie sofort genießen.

Literatur

Backes, Michael: **Cannabis als Medizin. Ein praktischer Leitfaden für den medizinischen Einsatz der Hanfpflanze.** Kopp Verlag, 2016

Behr, Hans-Georg: **Von Hanf ist die Rede. Kultur und Politik einer Pflanze.** Zweitausendeins, 1995

Bruining, Wernard: **Hanf heilt. Die Wiederentdeckung einer uralten Volksmedizin.** MobiWell, 2013

Cremer-Schaeffer, Peter: **Cannabis. Was man weiß, was man wissen sollte.** S. Hirzel Verlag, 2016

Gesund Leben: **Gesund durch CBD. Alles über die richtige Anwendung bei gesundheitlichen Beschwerden und Schmerzen.** Independently Published, 2019

Grotenhermen, Franjo Dr. med.: **Hanf als Medizin. Ein praxisorientierter Ratgeber zur Anwendung von Cannabis und Dronabinol.** AT Verlag, 2004

Herer, Jack; Bröckers, Mathias: **Die Wiederentdeckung der Nutzpflanze Hanf.** Nachtschatten Verlag, 2017

Kleitz, Thomas: **CBD Öl. Das CBD Buch über die Wirkung und Anwendung von Cannabidiol – Wissenswertes über die Legalität von Cannabis Öl als hochwirksames Heilmittel.** Independently Published, 2019

Rätsch, Christian: **Hanf als Heilmittel. Ethnomedizin, Anwendungen und Rezepte.** Nachtschatten Verlag, 2016

Schalansky, Judith; Woltron, Ute: **Hanf. Ein Portrait (Naturkunden).** Matthes & Seitz Berlin, 2020

Stark, Katharina: **Heilen mit Hanföl. Krankheiten des Immunsystems sowie Hautprobleme, Darmerkrankungen, Gelenkentzündungen, Herz-Kreislauf-Probleme, Hormonstörungen, Leiden der Prostata u. v. m. mit Hanföl natürlich heilen.** Independently Published, 2018

Informative Webseiten

https://gkf-berlin.de/Cannabis-sativa-Hanf-als-Heilpflanze.htm
https://hanfverband.de
https://www.cibdol.de/blog/608-der-feine-aber-wichtige-unterschied-zwischen-cannabis-und-hanf
https://infothek-gesundheit.de/hanf-und-cannabis-wirkung-nebenwirkungen-therapie/
https://www.patienten-information.de/kurzinformationen/cannabis
https://www.planet-wissen.de/natur/pflanzen/hanf/index.html
https://blog.medpex.de/gesundheit/mit-hanf-heilen/
https://hanf-kompass.com/cbd-heilen-mit-hanf/